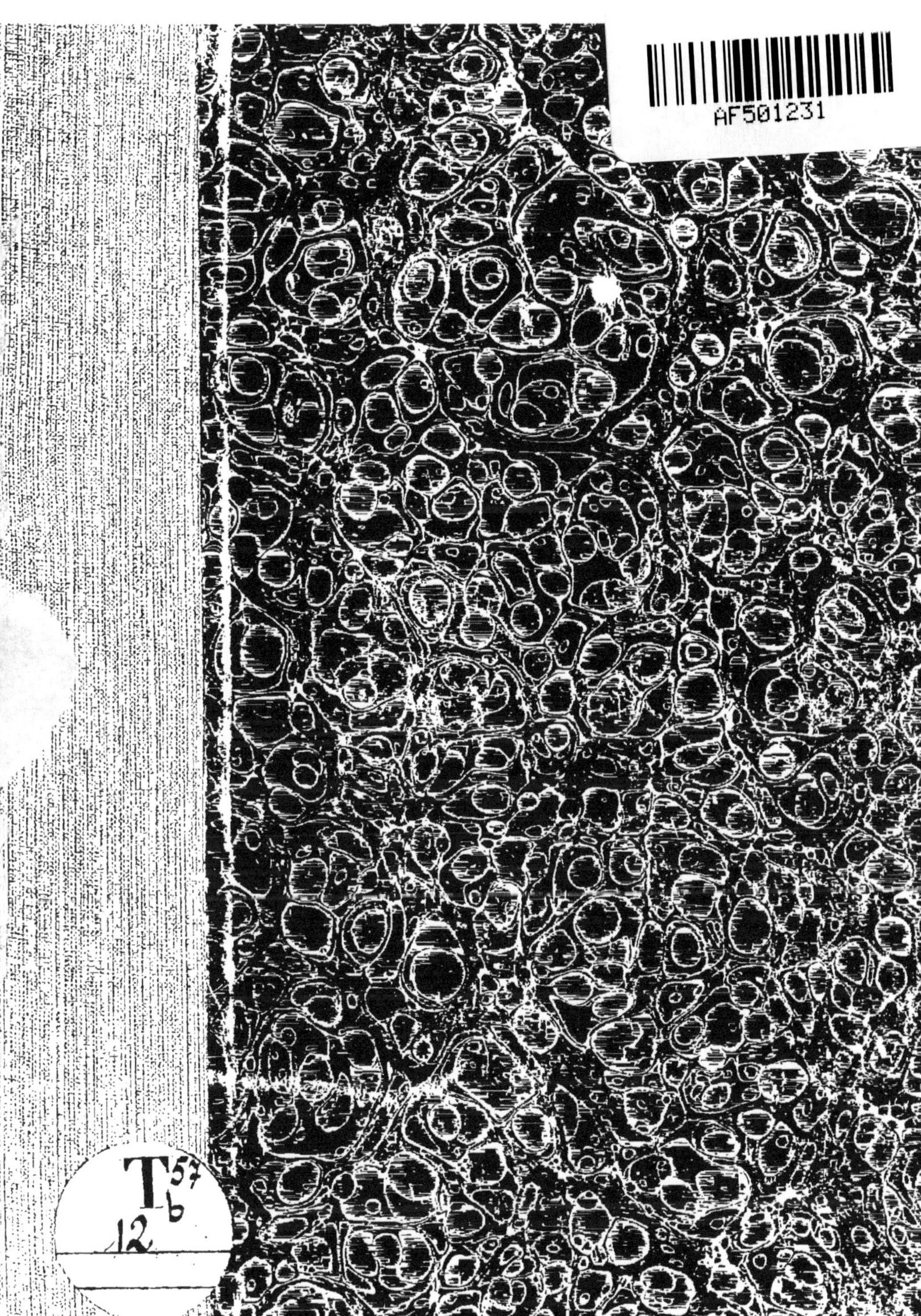

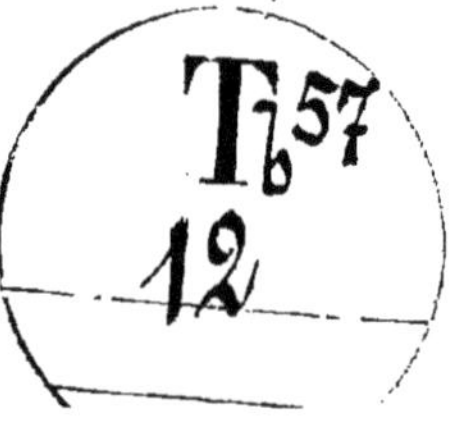
Tb 57
12

LES ACTUALITÉS MÉDICALES

L'Odorat et ses Troubles

LES ACTUALITÉS MÉDICALES

Collection de volumes in-16, de 96 pages, cartonnés

Chaque volume : 1 fr. 50

Le Cytodiagnostic, par le Dr Marcel Labbé, médecin des hôpitaux.
Le Sang, par le Dr Marcel Labbé, médecin des hôpitaux.
Anatomie clinique des Centres nerveux, par le Pr Grasset, *2e édition*.
Diagnostic des Maladies de la Moelle, par le Pr Grasset. *2e édition*.
Diagnostic des Maladies de l'Encéphale, par le Pr Grasset.
L'Appendicite, par le Dr Aug. Broca, agrégé à la Faculté de Paris.
Les Rayons de Röntgen et le Diagnostic de la Tuberculose, par le Dr A. Béclère, médecin de l'hôpital Saint-Antoine.
Les Rayons de Röntgen et le Diagnostic des Affections thoraciques non tuberculeuses, par le Dr A. Béclère.
Les Rayons de Röntgen et le Diagnostic des Maladies internes, par le Dr A. Béclère.
La Radiographie et la Radioscopie cliniques, par le Dr L.-R. Regnier.
La Mécanothérapie, par le Dr L.-R. Regnier.
Radiothérapie et Photothérapie, par le Dr L.-R. Regnier.
Cancer et Tuberculose, par le Dr Claude, médecin des hôpitaux.
La Cryoscopie des Urines, par les Drs Claude et Balthazard.
La Diphtérie, par les Drs H. Barbier, médecin des hôpitaux, et G. Ulmann.
La Grippe, par le Dr L. Galliard, médecin de l'hôpital Saint-Antoine.
Le Traitement de la Syphilis, par le Dr Emery.
Chirurgie des Voies biliaires, par le Dr Pauchet.
Le Traitement pratique de l'Épilepsie, par le Dr Gilles de la Tourette, agrégé à la Faculté de Paris, médecin de l'hôpital Saint-Antoine.
Formes et Traitement des Myélites syphilitiques, par le Dr Gilles de la Tourette.
Les États neurasthéniques, par le Dr Gilles de la Tourette, *2e édition*.
La Psychologie du Rêve, par Vaschide et Piéron.
Les Glycosuries non diabétiques, par le Dr Rocque, professeur agrégé à la Faculté de Lyon, médecin des hôpitaux.
Les Régénérations d'organes, par le Dr P. Carnot, docteur ès sciences.
Le Tétanos, par les Drs J. Courmont et M. Doyon, professeur et professeur agrégé à la Faculté de Lyon.
La Gastrostomie, par le Dr Braquehaye, agrégé à la Faculté de Bordeaux.
Le Diabète, par le Dr R. Lépine, professeur à la Faculté de Lyon.
Les Albuminuries curables, par le Dr J. Teissier, professeur à la Faculté de Lyon.
Thérapeutique oculaire, par le Dr F. Terrien.
La Fatigue oculaire, par le Dr Dor.
Les Auto-intoxications de la grossesse, par le Dr Bouffe de Saint-Blaise, accoucheur des hôpitaux de Paris.
Le Rhume des Foins, par le Dr Garel, médecin des hôpitaux de Lyon.
Le Rhumatisme articulaire aigu en bactériologie, par les Drs Triboulet, médecin des hôpitaux, et Coyon.
Le Pneumocoque, par Lippmann. Préface de M. Duflocq.
Les Enfants retardataires, par le Dr Apert, médecin des hôpitaux.
La Goutte et son traitement, par le Dr Apert.
Les Oxydations de l'Organisme, par les Drs Enriquez et Sicard.
Les Maladies du Cuir chevelu, par le Dr Gastou.
Les Dilatations de l'Estomac, par le Dr Soupault, médecin des hôpitaux.
La Démence précoce, par les Drs Deny et Roy.
Chirurgie intestinale d'urgence, par le Dr Mouchet.
Les Accidents du travail, guide du médecin, par le Dr Georges Brouardel.
Le Cloisonnement vésical et la Division des urines, par le Dr Cathelin.
Le Traitement de la Constipation, par le Dr Froussard.
Le Canal vagino-péritonéal, par le Dr Villemin, chirurgien des hôpitaux.
La Médication phosphorée, par H. Labbé.
La Médication surrénale, par Oppenheim et Loeper.
La Protection de la Santé publique, par le Dr Mosny.
Diagnostic de l'appendicite, par le Dr M. Auvray.
Traitement chirurgical des néphrites médicales, par le Dr Pousson

Corbeil. — Imprimerie Éd. Crété

LES ACTUALITÉS MÉDICALES

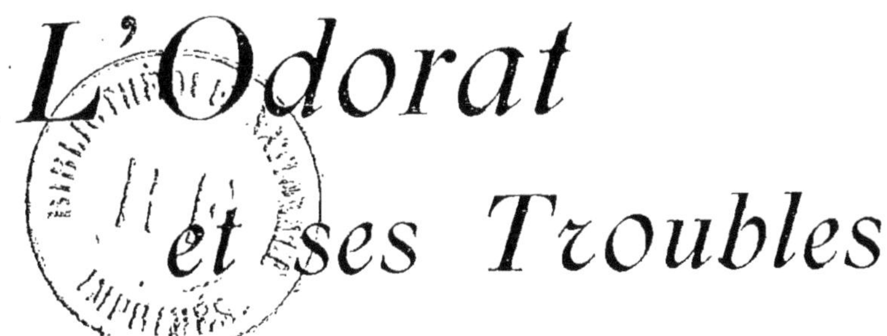

L'Odorat et ses Troubles

PAR

Le Dr COLLET

Professeur agrégé à la Faculté de Médecine de Lyon
Médecin des Hôpitaux

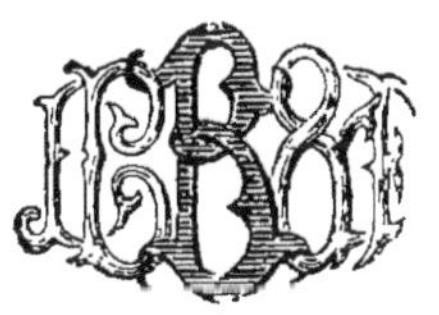

PARIS
LIBRAIRIE J.-B. BAILLIÈRE ET FILS
19, RUE HAUTEFEUILLE, 19

1904

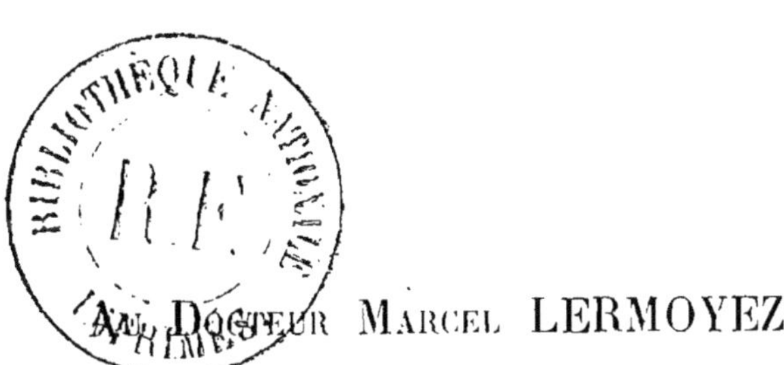

AU DOCTEUR MARCEL LERMOYEZ

Amical hommage.

L'ODORAT ET SES TROUBLES

INTRODUCTION

Le temps est déjà loin où Hipp. Cloquet écrivait sous le nom d'Osphrésiologie un véritable traité des maladies des fosses nasales. Depuis cette époque, la rhinologie s'est constituée et transformée, elle est devenue une spécialité importante ; mais les innombrables travaux des rhinologistes ont eu presque uniquement pour objet l'étude du nez *respiratoire*. Au-dessus de lui, il y a le nez *sensoriel*, organe de l'olfaction, et pendant bien longtemps il a été laissé, ou à peu près, dans l'oubli. L'odorat et les odeurs n'intéressaient que quelques naturalistes ou quelques médecins chercheurs : il n'en est plus de même aujourd'hui. Ce mouvement est dû en grande partie à l'impulsion de Zwaardemaker (d'Utrecht). Depuis 1888, date d'apparition de son premier olfactomètre, la science s'est enrichie de ses nombreuses publications, de celles de Reuter, de Rollett, de Gradenigo, de Grazzi, etc. En France, qu'il me suffise de citer les noms de Féré, de Jacques Passy, de V. Henry, de Toulouse et Vaschide, parmi tant d'autres.

L'étude des organes des sens est toujours pleine

d'attraits, à cause de la multiplicité des points de vue qu'elle découvre : le physiologiste, le psychologue, le neurologiste, le pathologiste, l'aliéniste y trouvent des problèmes. L'olfaction ne fait pas exception à cette règle. J'espère en donner une idée par ces quelques pages qui ne sont qu'un simple résumé, et contribuer à inspirer le goût de ces recherches.

I. — APPAREIL NERVEUX DE L'OLFACTION

La muqueuse *olfactive* n'est qu'un département très restreint de la pituitaire : elle est reconnaissable, sans plus ample examen, à sa coloration *jaune*, attribuée aux granulations pigmentaires qui siègent dans les cellules épithéliales. Cette coloration occupe (1) « la muqueuse de la lame criblée, la face convexe du cornet supérieur, la partie antérieure de la face convexe du cornet moyen, les os propres du nez, la cloison où elle couvre une surface demi-circulaire dans un rayon de 2 centimètres à partir de la lame criblée de l'ethmoïde ».

Toutefois, Brünn (2) considère la coloration de la muqueuse comme insuffisante à nous renseigner sur les limites de la zone olfactive ; il a vu que les cellules olfactives n'existaient que dans une région beaucoup plus restreinte, occupant une partie seulement du cornet supérieur et la région du septum située en face de lui (fig. 1) ; elle ne serait que de 250 millimètres carrés.

(1) Ch. Rémy, Thèse d'agrégation, Paris, 1878.
(2) *Archiv für mikr. Anat.*, 1892.

Examinée au microscope, la muqueuse olfactive se montre constituée par deux ordres de cellules :

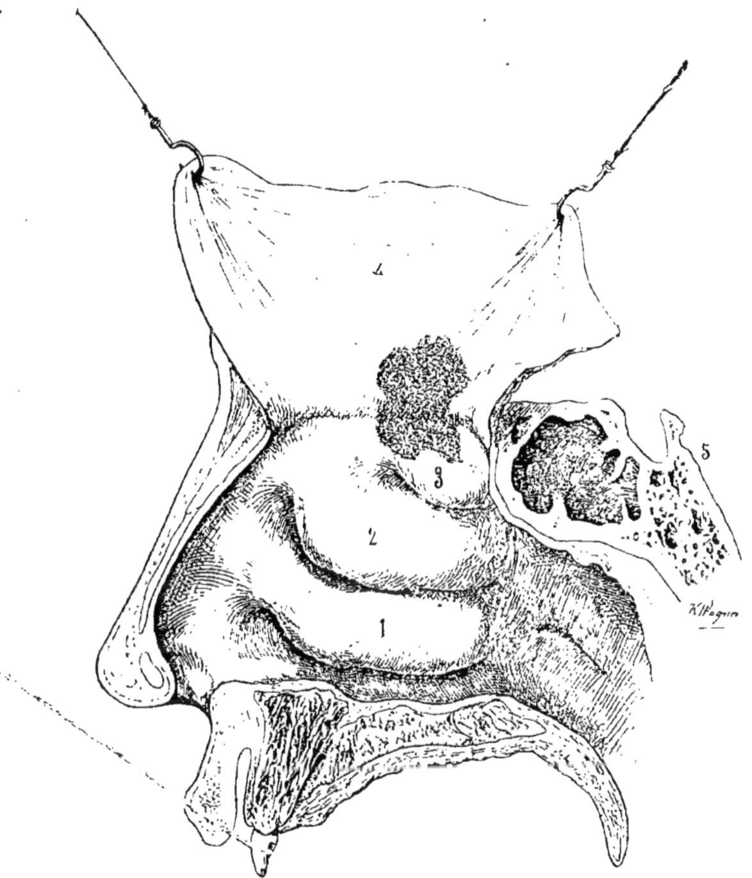

Fig. 1. — Région olfactive de la muqueuse nasale (située sur le cornet supérieur et en face de lui, elle est représentée plus teintée que le reste de la muqueuse).

1, cornet inférieur ; 2, cornet moyen ; 3, cornet supérieur ; 4, muqueuse de la cloison nasale relevée et érignée ; 5, sphénoïde.

1° Les *cellules épithéliales* allongées et à prolongement profond ramifié ; leur surface libre présente des cils vibratiles, mais d'une façon inconstante chez l'homme, peut-être à cause de la fréquence des inflammations nasales (Schultze, Kölliker);

2° Les *cellules olfactives* de Max Schultze.

Ce sont des éléments fusiformes situés entre les cellules précédentes qui les soutiennent. Leur noyau, arrondi ou ovalaire, est entouré d'une couche de protoplasma qui s'effile aux deux extrémités.

Le prolongement périphérique affleure la surface de la muqueuse où il se termine par deux ou trois cils rigides (poils olfactifs), très altérables : ils se ratatinent facilement sous l'influence de l'eau, tandis que les cils vibratiles des autres cellules continuent à s'y mouvoir pendant des heures. Ce seul fait, cette vulnérabilité, montre bien l'importance des irrigations nasales comme cause d'anosmie.

Le prolongement central est l'origine d'une fibre du nerf olfactif qui, traversant la lame criblée de l'ethmoïde, va aboutir au bulbe olfactif.

A chacun des deux bulbes olfactifs fait suite la bandelette olfactive, couchée comme lui dans un sillon que présente la face inférieure du lobe frontal. Elle donne naissance à plusieurs racines.

La racine externe, la plus importante, et d'ailleurs la seule qui soit constante, part de l'angle externe du trigone olfactif ou base de la bandelette et va aboutir au lobule de l'hippocampe; c'est cette circonvolution, située à la partie interne du lobe temporal, et dont l'extrémité antérieure se recourbe en crochet, qui est considérée comme le centre principal de l'olfaction.

La racine olfactive interne aboutit à la partie

antérieure de la circonvolution du corps calleux, ou lobe calleux (Broca), après avoir contourné la face interne de l'hémisphère correspondant.

Cette terminaison est incertaine : d'après Bechterew et Obersteiner, elle aboutirait à la commissure blanche antérieure, et, d'après Zuckerkandl, au faisceau olfactif de la voûte à trois piliers.

La racine olfactive moyenne se divise en fins ramuscules qui s'épuisent dans l'espace perforé antérieur.

Quant à la racine grise de Sœmmering, ainsi appelée par opposition aux trois autres racines qui sont de coloration blanche, elle unit la face supérieure de la bandelette à la face inférieure du lobe frontal, c'est-à-dire au centre frontal de l'olfaction.

La description des racines olfactives est en somme facile, puisqu'on n'a qu'à les suivre avec le scalpel, mais on rencontre de grandes difficultés quand il s'agit de préciser la situation des centres corticaux de l'olfaction, aussi peut-on dire que cette étude n'est encore qu'à l'état d'ébauche. En effet, certaines des régions de l'écorce auxquelles les racines vont aboutir ne sont que les vestiges de centres fonctionnels qui ont perdu chez l'homme toute leur importance et sont réduits à l'état de rudiments. Broca (1), il y a vingt-cinq ans, a étudié chez les animaux osmatiques la circonvolution qui entoure le corps calleux et le pédoncule cérébral et qui, en raison de sa situation au seuil même de l'hémisphère, mérite le nom de *lobe limbique*. Chez l'homme et chez

(1) Broca, *Revue d'anthropologie*, 1878.

les animaux microsmatiques, cette disposition, décrite chez la loutre, n'existe qu'à l'état de vestige ; de cet anneau, il ne reste que l'arc supérieur très aminci (c'est la circonvolution du corps calleux) et l'arc inférieur recourbé en crochet et renflé à son extrémité antérieure (c'est le lobule de l'hippocampe ou circonvolution unciforme). Ces deux circonvolutions sont restées, chez l'homme, des centres olfactifs, mais seulement dans leur extrémité antérieure. On y rattache également la corne d'Ammon, formation identique, mais repliée sur elle-même et saillante dans le ventricule latéral. L'excitation du subiculum de la corne d'Ammon chez le chien, le chat, le lapin, le singe, est suivie, d'après Ferrier, d'un mouvement de torsion de la narine du même côté, comme si l'animal flairait une odeur forte. Enfin, la partie de la face inférieure du lobe frontal qui avoisine la bandelette olfactive et lui est reliée par la racine grise est aussi considérée comme un centre olfactif.

Les rapports des fibres olfactives avec les noyaux centraux sont encore discutés. Willis, Vieussens, Meynert admettaient des rapports avec le corps strié : peut-être quelques filets vont-ils dans la tête du noyau caudé.

Quant à la couche optique, Luys considère son noyau antérieur comme un centre olfactif où convergeraient les impressions avant de s'irradier vers l'écorce.

Dana (1) considère également la couche op-

(1) Dana, The central tracts of olfactory nerves and their diseases. New-York Academy of Medicine, 26 mars 1889 (Anal. in *New-York med. Journ.* du 4 mai 1889).

tique comme un centre supérieur de l'olfaction; quatre cas de lésions en foyer de cette région se sont accompagnés d'anosmie.

Enfin, il serait d'une grande importance de connaître le trajet cérébral des fibres olfactives, ou tout au moins d'être fixé sur leur décussation. Un certain nombre d'entre elles passe-t-il dans la capsule interne? Y a-t-il un important croisement? Les faits pathologiques laissent supposer que la plus grande partie des fibres sont directes.

L'étude microscopique de l'appareil nerveux de l'olfaction par les nouvelles méthodes histologiques a fourni des résultats intéressants. On peut le considérer comme formé par une série de neurones articulés entre eux; le premier a son corps cellulaire dans la pituitaire (cellules de Schultze) et son prolongement cylindraxile s'articule dans les *glomérules* des bulbes olfactifs avec les prolongements protoplasmiques d'un second neurone dont le corps est représenté par les *cellules mitrales* qui siègent également dans ce bulbe. Le prolongement cylindraxile de ces cellules mitrales se dirige, à travers les racines olfactives, vers les centres olfactifs où il s'articule avec de nouveaux éléments cellulaires. Enfin, ces centres sont reliés entre eux par un riche système d'association. Les bulbes olfactifs contiennent aussi des éléments centrifuges récemment étudiés par Manouélian (1). « Par l'extrémité de ces fibres centrifuges, véritables *nervi nervorum*, les cellules cérébrales commanderaient les arborisations protoplasmiques des neurones

(1) Manouélian, *Soc. de biol.*, 1898.

olfactifs centraux ; elles en provoqueraient la rétraction ou la contraction et, par là, une intensité plus ou moins grande du courant nerveux. »

Les nerfs vaso-moteurs et sécrétoires, ici associés, sont fournis par le nerf maxillaire supérieur (Jolyet et Laffont), mais viennent en réalité du grand sympathique par le plexus carotidien (Dastre et Morat).

Lorsqu'il y a sécheresse anormale de la muqueuse nasale, l'odorat s'émousse et disparaît ; peut-être cela tient-il à l'extrême vulnérabilité des cellules olfactives dont le prolongement périphérique s'altère, lorsqu'il ne baigne plus dans ce liquide conservateur qu'est le mucus nasal.

La région olfactive ne possède pas seulement des éléments olfactifs, mais encore des éléments tactiles (Brunn) qui sont des terminaisons du trijumeau, et de petits calices gustatifs (Disse). Zwaardemaker, avec un olfactomètre garni de beurre de muscade, a constaté une sensation tactile, et, d'autre part, en respirant du chloroforme par la partie antérieure des narines, on perçoit la saveur douce qui lui est particulière.

II. — LES ODEURS

Une classification des odeurs est très difficile. La première est celle de Linné qui les range en sept classes :

1) *Odores aromatici* (odeurs aromatiques) ; exemple : feuille de laurier.

2) *Odores fragrantes* (odeurs balsamiques) ; exemple : lis, jasmin.

3) *Odores ambrosiaci* (odeurs ambrosiaques) ; exemple : ambre, musc.

4) *Odores alliacei* (odeurs alliacées) : ail, oignon, asa fœtida.

5) *Odores hircini* (odeurs capryliques) : celle du bouc.

6) *Odores tetri* (odeurs repoussantes) : celle du coriandre mouillé et de plusieurs solanées.

7) *Odores nausei* (odeurs nauséeuses) : ellébore, flores stapeliæ, veratrum album, etc.

Haller n'en compte que trois : les odeurs agréables, les odeurs intermédiaires, les odeurs fétides.

Lorry (1785) distingue les odeurs :

Camphrées (laurier, myrte) ;
Narcotiques (opium, solanées) ;
Éthérées (quelques fruits, en particulier l'ananas) ;
Acides fugaces (mélisse) ;
Alcalines (oignon).

Eug. Rimmel divise les odeurs en séries :

Rosée.	Rose.
Jasminée.	Jasmin.
Orangée.	Fleur d'oranger.
Tubérosée.	Tubéreuse.
Violacée.	Violette.
Balsamique.	Vanille.
Épicée.	Cinnamome.
Caryophyllée.	Girofle.
Camphrée.	Camphre.
Santalée.	Santal
Citrine.	Citron.
Herbacée.	Lavande.
Menthacée.	Menthe poivrée.
Anisée.	Anis.
Amandée.	Amande amère.
Musquée.	Musc.
Ambrée.	Ambre gris.
Fruitée.	Poire.

Giessler (1) classe les odeurs d'après les réactions qu'elles déterminent, suivant qu'elles provoquent l'éternuement (ammoniaque, tabac à priser), les larmes (oignon), la toux (vapeurs sulfureuses).

Voici la division de Zwaardemaker, en neuf classes :

1. Odeurs éthérées (*O. ætherei* de Lorry) : fruits (ananas, poire, pomme), cire d'abeille, éther, aldéhyde.

2. Odeurs aromatiques (*O. aromatici* de Linné) : camphre, romarin, menthe, lavande, santal, eau de laurier-cerise.

3. Odeurs balsamiques (*O. fragrantes* de Linné) : fleurs (jasmin, oranger, lis, violette, iris), réséda, thé, vanille, baume du Pérou, baume de tolu.

4. Odeurs ambrosiaques (*O. ambrosiaci* de Linné) : ambre, musc.

5. Odeurs d'allyle et de cacodyle (*O. alliacei* de Linné) : sulfures, caoutchouc vulcanisé, asa fœtida, gomme ammoniaque, ichtyol, etc.

6. Odeurs empyreumatiques (Haller) : café brûlé, fumée de tabac, créosote, phénol.

7. Odeurs capryliques (*O. hircini* de Linné) : fromages, urine de chat, sécrétion vaginale, sperme.

8. Odeurs repoussantes (*O. tetri* de Linné) : jusquiame, diverses solanées, coriandre, odeur d'ozène.

9. Odeurs nauséeuses (*O. nausei* de Linné) : odeur de cadavre, odeur fécaloïde.

III. — L'OLFACTION NORMALE

Pour que l'olfaction ait lieu, deux conditions sont nécessaires : l'intégrité de l'appareil nerveux et le transport des particules odorantes jusqu'à son contact.

(1) Giessler, Wegweiser zu einer Psychologie des Geruches. Hamburg et Leipzig, L. Voss, 1894.

1. — TRANSPORT DES PARTICULES ODORANTES.

Le transport des particules odorantes jusque sur la muqueuse olfactive dépend de la perméabilité des fosses nasales et de l'orientation du courant d'air qui les traverse. Il ne suffit pas en effet que les fosses nasales soient perméables : il résulte des données anatomiques exposées plus haut, que c'est seulement la partie la plus élevée des fosses nasales qui perçoit les odeurs. Quelles sont donc les conditions spéciales qui dirigent le courant d'air inspiré vers cette région ? Pendant l'inspiration, la colonne d'air qui traverse les narines se porte vers les choanes, en décrivant une courbe à convexité supérieure, et ce sont seulement les couches supérieures qui atteignent jusqu'à la fente olfactive ; les plus inférieures, au contraire, rasent le plancher des fosses nasales. De plus, ce sont les couches d'air qui ont passé par la partie antérieure de chaque narine qui occupent, dans chaque fosse nasale, la partie la plus élevée ; celles qui ont passé par la partie la plus postérieure sont, au contraire, les plus voisines du plancher nasal. L'auvent nasal exerce donc une influence sur la direction de la colonne d'air inspirée, en facilitant son orientation vers la fente olfactive. En même temps les ailes du nez, en raison de leur obliquité, dirigent cette colonne vers la ligne médiane, vers la cloison, où elle glisse, pour ainsi dire, au lieu de se heurter aux anfractuosités de la paroi externe : l'*agger nasi* (Fick) joue un rôle identique.

Cette marche de la colonne d'air inspiré a pu

être précisée grâce aux expériences de Paulssen, de Zwaardemaker et de Franke.

Paulssen pratique une coupe sagittale dans une des fosses nasales d'un cadavre et dispose sur ses deux parois une série de petits carrés de papier tournesol rougi, puis il remet en place les deux parois, adapte au larynx une soufflerie de façon à aspirer à travers les fosses nasales des vapeurs ammoniacales qui laissent leur trace sur le papier tournesol, en le ramenant au bleu ; il constate ainsi que le courant d'air inspiré décrit une courbe des narines aux choanes, les carrés qui avoisinent le plancher de la fosse nasale sont respectés, ceux voisins de la voûte le sont également, les plus touchés sont ceux de la partie moyenne, et ceux de la cloison le sont beaucoup plus que ceux de la paroi externe. Sur la cloison, le sommet de la courbe se rapproche beaucoup de la voûte; sur la paroi externe, au contraire, il n'atteint presque jamais le cornet supérieur.

Zwaardemaker a modifié cette expérience au moyen du moulage en plâtre d'une fosse nasale de cheval, où la cloison était remplacée par une lame de verre; au-devant de la narine, on produisait abondamment du noir de fumée dont une pompe, placée à l'extrémité postérieure, déterminait l'aspiration ; l'œil pouvait ainsi suivre, à travers la lame de verre, le passage de la fumée se détachant en noir sur un fond blanc.

Franke a repris la même expérience sur un cadavre humain : la pituitaire avait été préalablement colorée en noir et les fumées de tabac aspirées se détachaient sur ce fond, comme un nuage blanc.

Quelle que soit la façon dont on varie ces expériences, on peut se convaincre que le courant d'air inspiratoire ne dépasse jamais le bord inférieur du cornet supérieur : par conséquent, il n'atteint pas la région olfactive proprement dite, les particules odorantes n'y pénètrent que par diffusion, et cette diffusion est d'autant plus facile que le courant inspiratoire a la forme d'un arc qui tourne vers la région olfactive sa convexité, c'est-à-dire sa plus large surface.

Cette disposition anatomique, qui place la région olfactive proprement dite en dehors du courant d'air inspiré, est très heureuse, car l'épithélium sensoriel est excessivement délicat, très sensible à la sécheresse, et il ne manquerait pas d'être rapidement lésé si les poussières ou même l'air sec arrivaient directement jusqu'à lui. De plus, l'énergie sensorielle de l'appareil olfactif, qui s'épuise très rapidement, ne résisterait pas à l'excitation *en masse* qui lui serait ainsi violemment apportée.

Il est bien évident que plus l'inspiration est calme, moins le sommet de la courbe correspondant au courant d'air inspiratoire se rapproche de la région olfactive. Dans les inspirations brèves et brusques, dans l'acte de flairer, qui s'accompagne d'un élargissement des narines, surtout dans leur partie antérieure, l'ascension du courant d'air inspiré est au contraire favorisée.

Taches respiratoires. — La perméabilité des fosses nasales peut être évaluée approximativement, grâce à l'examen des taches respiratoires. Je dis approximativement, car la perméabilité n'est pas absolument la même pour l'air inspiré et l'air expiré, notamment dans le cas de collapsus des ailes du nez, de polypes, etc. Si on fait avec une seule narine, sur un miroir froid tenu à une distance de un centimètre environ, une expiration naturelle, la condensation de la vapeur d'eau détermine à sa surface une tache grossière-

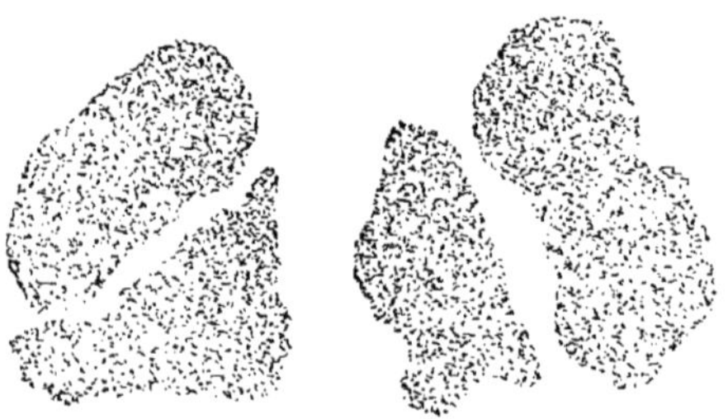

Fig. 2. — Taches respiratoires.

ment arrondie, qui, peu à peu, au moment où elle s'efface, se divise en deux taches séparées par un sillon oblique, l'une antéro-externe, l'autre postéro-interne (fig. 2). La cloison qui les sépare est due, d'après Zwaardemaker, à la saillie du cornet inférieur. La tache antéro-externe correspond à la partie de la colonne d'air qui traverse les fosses nasales au-dessus de ce cornet, la seule par conséquent qui joue un rôle dans l'olfaction : elle présente d'ailleurs dans sa forme une grande analogie avec le champ olfactif, d'où la conclusion que le champ olfactif correspond à une partie du courant respiratoire, celle qui passe au-dessus du cornet inférieur.

Champ olfactif. — Le champ olfactif se recherche de la manière suivante : une feuille de papier étant tenue entre les dents, on pique ce papier par-dessous, en différents points, avec l'aiguille d'une seringue de Pravaz chargée de vapeurs odorantes et on pousse le piston : chaque fois que le sujet en expérience perçoit une sensation olfactive au bout d'une seconde, on note avec un crayon le point piqué: un cercle réunissant tous ces points donne la circonférence du champ olfactif.

Olfaction expiratoire et gustative. — L'olfaction se produit pendant l'expiration. C'est à tort qu'on l'a nié (Cloquet, Bidder, Wagner), peut-être parce que les sensations olfactives ainsi perçues sont généralement plus faibles. Il est cependant facile de reconnaître que les substances odorantes placées sur la base de la langue sont fort bien senties, surtout par de petits mouvements d'expiration, et que ces sensations constituent un des éléments du goût, question sur laquelle je reviendrai à propos de l'anosmie.

Zwaardemaker a imaginé un olfactomètre spécial pour mesurer l'odorat gustatif : il est décrit au chapitre suivant. Enfin, d'autres auteurs ont remarqué que l'odorat est moins fin après les repas qu'à jeun.

Les sensations olfactives et gustatives sont simultanées dans la dégustation d'un mets. On peut artificiellement les séparer en se bouchant le nez pendant qu'on déguste, ou, mieux encore, en respirant uniquement par la bouche, de telle sorte que le voile du palais, relevé, intercepte la communication entre le pharynx buccal et le pharynx nasal.

Habituellement, on ne réfléchit pas à cela et on parle du *goût parfumé* de la vanille, du café, etc., alors qu'il s'agit, en réalité, de sensations *odorantes*; nous ne songeons pas à analyser cette sensation complexe, parce que les impressions gustatives et olfactives se produisent associées dans le même acte, la gustation.

Les substances sapides mâchées et mêlées à la salive laissent échapper des émanations odorantes qui pénètrent dans le pharynx, et s'élèvent vers le pharynx nasal, en passant derrière le voile du palais; le courant d'air expiratoire les refoule de là en avant, à travers les choanes vers la région olfactive: c'est à ce moment seulement que l'arome est nettement perçu, et que la sensation, dite gustative, est parfaite, *complète.*

Cette sensation, qu'on appelle le goût, est, en réalité, la résultante d'une sensation gustative proprement dite et d'une sensation olfactive. La dénomination d'odorat gustatif (gustatorische Riechen), proposée par Zwaardemaker, serait beaucoup plus exacte.

Le mécanisme de la gustation des boissons est le même. Pendant leur déglutition, la contraction du voile du palais intercepte toute communication entre le pharynx buccal et les fosses nasales; mais, quand la décontraction a lieu, du liquide déposé, le long des parois du pharynx se dégagent les particules odorantes, et le mouvement expiratoire qui suit les projette vers les choanes et la région olfactive; l'arome n'est bien et complètement perçu *qu'après* la déglutition.

La surface arrondie du cornet moyen contribue à diriger vers la région olfactive le courant portant les particules odorantes.

Ainsi donc l'olfaction des objets extérieurs — l'olfaction nasale — est inspiratoire, tandis que l'olfaction gustative est expiratoire. Une autre conclusion inspirée par l'anatomie comparée, c'est que l'appareil de l'odorat est infiniment mieux disposé pour l'olfaction gustative chez l'homme que chez les animaux (Zwaardemaker).

2. — ROLE DE L'APPAREIL NERVEUX DE L'OLFACTION.

Les particules odorantes détachées du courant d'air inspiré ont pénétré dans la *fente olfactive*, c'est-à-dire entre le cornet moyen et la cloison nasale; elles se répandent par le mécanisme de la diffusion dans la région supérieure des fosses nasales où se trouve la muqueuse olfactive. Une première question se pose :

L'olfaction s'opère-t-elle en milieu liquide ? — Autrement dit, les substances odorantes se dissolvent-elles dans le mucus, comme l'admettent Müller et Hipp. Cloquet? « Une fois parvenues dans les fosses nasales, les molécules odorantes s'y répandent et en remplissent toute l'étendue avec d'autant plus de facilité qu'elles ont traversé une ouverture plus étroite pour entrer dans une cavité plus spacieuse, circonstance qui, selon toutes les lois de l'hydrodynamique, doit ralentir leur mouvement et les maintenir plus longtemps en contact avec la membrane pituitaire. Alors, elles se combinent avec le mucus dont les propriétés physiques paraissent telles, qu'il a une plus grande affinité avec les molécules odorantes qu'avec l'air; il les sépare donc de ce fluide et les arrête sur la membrane où elles agissent sur les nerfs olfactifs, qui transmettent au cerveau l'impression qu'ils en reçoivent (1). »

Weber, respirant par les narines de l'eau ordinaire parfumée à l'eau de Cologne, ne percevait aucune odeur; mais Aronsohn, se servant comme véhicule de la solution physiologique de chlorure de sodium à 6 p. 1000 et à 37° qui n'a pas, comme l'eau pure, une action nocive sur l'épithélium olfactif, a pu percevoir les odeurs et même percevoir, à l'état de dissolution, l'odeur de certains sels qui passent pour inodores. Il en conclut que les substances odorantes se dissolvent dans le mucus, avant d'impressionner les cellules olfactives. Zwaardemaker objecte à cette expérience qu'il n'est pas prouvé que le liquide introduit dans les fosses nasales pénètre absolument partout au delà de la fente olfactive; qu'il peut rester vers la voûte des fosses nasales des bulles d'air très difficiles à chasser de ses anfractuosités, et que les vapeurs ou particules odorantes s'y diffusent, de telle façon que l'olfaction ait lieu encore en milieu gazeux.

Il est possible que certaines substances (Aronsohn) ne soient perçues qu'en solution ; d'autre part, il est évident que chez beaucoup d'animaux (les poissons) l'olfaction ne peut avoir lieu qu'en milieu liquide; chez l'homme, il n'en est pas forcément de même, et peut-être le mucus n'a-t-il d'autre rôle dans l'olfaction que de conserver en bon état les prolongements délicats des cellules de Schultze, en vue d'un parfaitf onctionnement et de maintenir les particules odorantes à leur contact.

(1) Hipp. Cloquet, *Osphrésiologie*, chap. XVI.

Il est incontestable que la présence du mucus est nécessaire, et que la sécheresse de la muqueuse nuit à l'odorat, comme le démontrent les faits pathologiques et l'hyposmie due à l'atropine, mais cela n'impose pas la conclusion que l'olfaction s'effectue *exclusivement* en milieu liquide. Chez l'homme, il est fort possible qu'elle s'effectue soit en milieu liquide, soit en milieu gazeux; le point important est le contact avec les extrémités des cellules sensorielles, et il est infiniment probable que, dans les conditions ordinaires, il a lieu dans un milieu gazeux.

Excitation des éléments sensoriels. — Voici donc les particules odorantes apportées au contact des éléments sensoriels. Comment se fait leur excitation? Nous sommes en réalité très peu renseignés sur le mécanisme intime de l'olfaction. R. Dubois, étudiant l'action des substances odorantes sur les tentacules de l'escargot, les a trouvés excessivement sensibles; ces tentacules contiennent un appareil myoépithélial dont l'excitation « se traduit par une contraction qui, à son tour, ébranle mécaniquement les terminaisons nerveuses qui se rendent aux centres sensoriels ». L'auteur rapproche cette interprétation de celle qu'il a donnée du mécanisme sensoriel de la vision et de la gustation chez la pholade, et la généralise en concluant que « pour les sens spéciaux, l'excitation première est une excitation mécanique, comme celle qui donne lieu aux sensations du tact proprement dites ». En fait, les terminaisons sensorielles qu'on observe au bout des tentacules sont constituées, comme l'a démontré Flemming, par un corps fusiforme dont l'extrémité externe est allongée et se termine par un petit appendice bacilliforme, et dont l'extrémité interne est reliée à des fibrilles nerveuses. Ce dispositif anatomique rappelle donc absolument celui décrit au précédent chapitre dans l'appareil olfactif des vertébrés supérieurs.

Existe-t-il dans le sens de l'odorat plusieurs énergies spécifiques distinctes? — C'est ce qui semble résulter des auto-observations de Rollett (1), pendant la convalescence d'une anosmie toxique. Les odeurs empyreumatiques (créosote, gaïacol, goudron) ont été les premières perçues, puis les odeurs capryliques (acide capronique, suint de mouton); en troisième lieu les odeurs repoussantes et alliacées (scatol, mercaptan); en quatrième lieu les odeurs éthérées, aromatiques et balsamiques ; en dernier lieu le musc et l'opium. Cela laisse supposer que la région olfactive contient les terminaisons d'organes spécifiquement différents.

Quant au *rôle du pigment* qu'on trouve dans l'épithélium olfactif et qui lui donne une teinte spéciale, il n'est pas encore suffisamment connu. On sait seulement que l'odorat est souvent diminué ou absent chez les animaux albinos, qu'il est plus prononcé chez les nègres que chez les blancs, chez les animaux fortement pigmentés (2) que chez les animaux blancs, à tel point que ceux-ci s'empoisonneraient plus facilement. Althaus (3) a

(1) Rollett. Beitrag zur Physiologie des Geruchs, des Geschmacks, der Hautsinne und der Sinne im allgemeinen (*Pflüger's Archiv*, t. LXXIV, p. 383).

(2) Ogle, *Medico-chirurgical Transactions*, t. LIII, p. 268.

(3) Althaus, *Lancet*, 1881, p. 813.

relaté le cas d'un albinos chez qui l'odorat avait toujours été très faible et qui le perdit complètement à soixante-trois ans. Ces faits sont intéressants ; mais nous ne pouvons préciser comment agit le pigment. La fonction normale est-elle liée à la présence du pigment dans les cellules olfactives, comme le veut Althaus, ou bien l'absence du pigment est-elle une conséquence de la cessation de l'influx nerveux, comme le pense Ogle? Ce dernier auteur admettrait volontiers que le pigment sert à l'absorption des substances odorantes. Zwaardemaker tient pour vraisemblable que le pigment jaune, analogue en cela au pigment rétinien, servirait à réparer la fatigue de l'appareil olfactif, rapidement épuisé par les excitations.

Épuisement. — L'odorat se fatigue avec une extrême rapidité; c'est un fait connu de tout le monde. Il se fatigue infiniment plus vite que les autres organes des sens. Une odeur un peu forte épuise les cellules nerveuses et les rend pour un temps inexcitables. Ainsi, d'après Aronsohn, pour la teinture d'iode, l'odorat est épuisé au bout de 4 minutes, pour le copahu au bout de 3 à 4 minutes, le camphre 5 à 7, l'essence de térébenthine 5, la coumarine en solution dans l'eau à 2 p. 1000 au bout de 105 à 140 secondes. Le même auteur s'est demandé combien de temps l'odorat devait se reposer pour avoir de nouveau une sensation : une personne qui percevait la coumarine pendant 140 secondes, après 3 minutes de repos, ne l'a plus perçue que 120 secondes; malgré un nouveau repos de 3 minutes, l'odorat a été émoussé au point que l'odeur n'a été perçue à l'épreuve suivante que 100 secondes ; puis la durée de la perception odorante, malgré les pauses de 3 minutes, s'est successivement abaissée à 65, 45, 25, 35, 20, 20, 15, 17, 10, 10, 10, 8 et 8 secondes ; ce qui montre bien que le repos ne réparait pas complètement la fonction.

L'épuisement par une substance déterminée influence à un moindre degré la perception des autres odeurs.

Compensation des odeurs. — Deux odeurs impressionnant simultanément la muqueuse olfactive ne sont pas perçues à la fois, mais toujours séparément. L'une d'elles, la plus forte, est seule perçue ; si on la diminue progressivement, un moment arrive où l'odorat ne perçoit ni l'une, ni l'autre : les deux impressions se sont réciproquement annihilées ; si on la diminue plus encore, l'autre odeur est seule perçue. L'annihilation d'une odeur par une autre est connue sous le nom de compensation des odeurs. On la met fort bien en évidence en ajoutant deux olfactomètres bout à bout, de telle sorte que le courant d'air inspiré les traverse tous deux. Ainsi l'air traversant un cylindre de bois de cèdre de $5^{cm},5$ et un cylindre de caoutchouc de 10 centimètres ne donne lieu à aucune odeur. Voici d'autres exemples empruntés à Zwaardemaker, où aucune sensation n'est perçue.

Odeur évaluée en centimètres de l'olfactomètre.

Benjoin.....	5 1/2 et caoutchouc.....	10
Paraffine....	8 1/2 et caoutchouc.....	10
Caoutchouc..	10 et cire...........	7
Caoutchouc..	10 et baume de tolu..	7
Cire.........	10 et baume de tolu..	9
Paraffine.....	10 et cire...........	5

Mêmes phénomènes, en employant l'acide acétique à 2 p. 100 et l'ammoniaque à 1 p. 100.

Cette compensation n'est pas d'ordre chimique, elle est d'ordre physiologique : Zwaardemaker le démontre avec son olfactomètre double qui introduit chacune des odeurs séparément dans une seule narine. Elles restent ensuite séparées par la cloison nasale ; malgré cette séparation, la compensation se produit et de plus « après l'expérience, chaque fosse nasale est nettement émoussée pour l'odeur qui vient d'avoir été en contact avec elle, et dont elle aurait senti vivement l'impression si cette odeur avait agi seule et n'avait pas été neutralisée par celle de l'autre côté ».

Variations suivant le sexe et l'âge. — D'après Barley et Nichols, l'odorat est plus fin chez l'homme que chez la femme ; d'après Ottolenghi, c'est l'inverse. Toulouse et Vaschide (1) reprenant la question par la méthode de l'eau camphrée sur les aliénés de l'asile de Villejuif, trouvent chez la femme une sensibilité neuf fois plus grande. De même la perceptibilité est six fois plus grande, c'est-à-dire que chez les femmes l'odeur caractéristique du camphre est perçue avec des solutions six fois plus faibles que chez l'homme.

Chez les enfants, d'après les mêmes auteurs, la sensibilité augmente jusqu'à l'âge de six ans, puis diminue progressivement, tandis que la perceptivité continue à s'accroître avec l'âge.

Variations individuelles. — Parmi les sens, il n'en est pas de plus variable avec chaque individu ;

(1) Toulouse et Vaschide. Mesure de l'odorat de l'homme et de la femme (*Soc. de biologie*, 13 mai 1899). — Mesure de l'odorat chez les enfants (*Soc. de biologie*, 1899).

l'odeur qui, pour certains, est un parfum, pour d'autres, est essentiellement désagréable; ainsi la valériane était dans l'antiquité considérée comme un parfum et l'odeur de l'asa fœtida est très appréciée des Persans.

Mais ce n'est plus ici seulement une question d'appareil sensoriel, la cérébralité intervient et joue le plus grand rôle.

Pour la même raison et dans un ordre d'idées voisin, il n'y a pas à s'étonner que des individus à odorat diminué soient cérébralement des olfactifs, comme c'était le cas pour Zola ; de même, on peut être visuel ou peintre de talent avec une vue médiocre, auditif avec une ouïe défectueuse, puis abolie (Beethoven).

Temps de réaction. — Le sens de l'odorat est d'une finesse extrême, puisqu'il peut déceler dans un milieu des traces impondérables et vraiment infinitésimales de substance, par exemple 1/23 000 000 de milligramme de sulfhydrate d'éthyle par centimètre cube d'air (Fischer et Penzoldt); mais d'autre part, le *temps de réaction* est plus long pour l'odorat que pour les autres organes des sens. Alors que les impressions acoustiques ou lumineuses demandent $\frac{1}{9}$ de seconde, les impressions olfactives demandent une ou plusieurs secondes (Buccola). D'après Beaunis, il diminue pour les excitations plus intenses; par contre, il augmente par la fatigue de l'organe et plus encore dans le coryza.

Action sur l'organisme. — Les odeurs agréables augmentent la *force musculaire*, comme on peut s'en convaincre au dynamomètre ; les odeurs trop fortes ou désagréables la diminuent, d'après Grazzi. Le même auteur, soumettant une hystérique à l'action prolongée du musc, a vu la force musculaire diminuer progressivement, puis la malade tomber dans un sommeil léthargique ; les sensations olfactives, comme les sensations visuelles et auditives, agissent donc d'abord comme excitants, puis, à mesure que s'épuise l'appareil sensoriel, finissent par conduire au sommeil les sujets prédisposés.

Beyer (1), expérimentant sur le lapin, a vu les odeurs balsamiques (violette, vanille) accélérer les *mouvements respiratoires*, tandis que les odeurs aromatiques (camphre, térébenthine, lavande, aldéhyde salicylique) les ralentissaient, ainsi que l'asa fœtida, l'ichtyol et l'acide capronique.

Je parle ailleurs de la coexistence de l'anosmie avec l'impuissance génitale des neurasthéniques ; enfin on a utilisé les parfums pour le traitement de l'anaphrodisie (2).

(1) BEYER, Athemreflexe auf Olfactoriusreiz (*Arch. für Physiologie*, 1901).

(2) Sur l'olfaction normale, consulter, outre les travaux cités ci-dessus : CLOQUET, *Osphresiologie ou traité des odeurs, du sens et des organes de l'olfaction*. 1re édition 1816, 2e édition 1821. — ZWAARDEMAKER, Die Physiologie des Geruchs, Leipzig, 1895 (Engelmann, éditeur) ; et Geruch (*Ergebnisse der Physiologie de Asher et Spiro*, Wiesbaden, 1902). — PASSY, Revue générale sur les sensations olfactives (*Année psychologique*, 1895). — NIQUE, Contribution à l'étude des anosmies. *Thèse de Lyon*, 1897. — BIBARD, Contribution à l'étude des troubles de l'odorat. *Thèse de Paris*, 1897. — GRAZZI, Sulla fisiopatologia dei nervi olfattivi (4o *Congresso della Societa italiana di laringologia, di otologia e di rinologia. Roma, ottobre 1899*).

IV. — MESURE DE L'ODORAT (OLFACTOMÉTRIE)

Pour mesurer l'odorat, ou même pour mettre son absence en évidence, il faut bien se garder d'employer des substances capables d'exciter le trijumeau, comme l'ammoniaque, l'éther, l'acide acétique : elles mettent en jeu la sensibilité tactile des fosses nasales et non uniquement leur sensibilité olfactive. Il faut donc employer des substances odorantes non irritantes, par exemple le musc, la vanille, l'essence de roses.

Il faut, de plus, lorsqu'on examine l'odorat des deux côtés, avoir soin de placer un tampon d'ouate dans la narine non examinée.

On peut ainsi, rapidement, voir si l'odorat est conservé ou non. Sa mesure est plus délicate; je vais indiquer rapidement les procédés les plus employés.

Fröhlich (1) approchait des narines un flacon contenant une substance odorante, par exemple de l'essence de lavande, et notait à quelle distance du nez elle commençait à être perçue : ainsi l'essence de lavande était perçue environ à 160 millimètres par un odorat normal; il ne faut pas que le sujet à examiner s'approche du flacon, car celui-ci dégage un nuage odorant, mais tout au contraire qu'on approche le flacon de ses narines. Par cette méthode sommaire, on obtient

(1) Fröhlich, Sitzungsberichte der mathematischnaturwissenschaftlichen Classe der kaiserlichen Academie der Wissenschaften, 1851.

des résultats comparables entre eux, avec les mêmes substances.

Fischer et Penzoldt (1) pulvérisaient dans une salle de capacité connue une certaine quantité de substance odorante et augmentaient la dose de substance odorante jusqu'à ce qu'elle fût perçue; à ce moment, on calculait la dilution de la substance odorante (d'après la quantité employée et les dimensions de la salle); ainsi le chlorophénol est perçu à la dose de 1/230000 de milligramme par centimètre cube; c'est ce qu'on appelle le *minimum perceptible* d'une odeur.

Savelieff (2) fait respirer l'air passant dans un flacon à deux tubulures qui contient une solution odorante, et ajoute de l'eau jusqu'à ce que l'odeur ne soit plus perçue; il calcule alors la dilution dans l'eau de la substance odorante; cette méthode a l'inconvénient de commencer par les excitations les plus fortes, et d'épuiser par conséquent l'énergie de l'appareil olfactif, de telle sorte que des impressions faibles ne sont plus perçues, alors qu'elles l'auraient été parfaitement au début.

La méthode de Passy (3) échappe à ce reproche: il prépare « une série de solutions titrées à $\frac{1}{10}$, $\frac{1}{100}$, $\frac{1}{1\,000}$, etc., en dissolvant un gramme de matière odorante dans 9 grammes d'alcool, puis en mélangeant un gramme de cette première solution avec 9 grammes d'alcool et ainsi de suite.

(1) Fischer et Penzoldt, *Biologisches Centralblatt*, 1886.

(2) Savelieff, Untersuchungen der Geruchsinnes z. klinischen Zwecken (*Neurolog. Centralblatt*, 1893).

(3) Jacques Passy, *Soc. de biologie*, 30 janvier 1892

Cela fait, on prélève une goutte de la dernière dilution qu'on laisse tomber sur un petit godet légèrement chauffé, disposé dans un flacon de capacité connue. On attend quelques instants pour permettre à l'odeur de se diffuser; on découvre alors le flacon et le sujet présente son nez à l'ouverture; s'il ne perçoit rien, on répète l'expérience avec une solution plus concentrée et on continue ainsi jusqu'à ce que la perception apparaisse ».

Ed. Toulouse (1) mesure l'odorat avec des solutions de camphre dans l'eau, partant d'une solution mère à 1 p. 1 000 et comprenant : 1° des solutions de dix en dix fois plus diluées; 2° des solutions intermédiaires.

Chaque solution est versée à la dose de 10 ou 15 centimètres cubes dans un flacon ayant une embouchure de 17 millimètres, qu'on doit renouveler tous les 8 jours. Le sujet examiné doit décider, en partant des solutions les plus étendues, quel flacon se distingue nettement d'un flacon d'eau distillée : on a alors le minimum de sensation. Le minimum de perception est obtenu lorsqu'il accuse l'odeur caractéristique du camphre.

Grazzi se sert d'un carré de papier buvard imprégné de dix gouttes d'acide benzoïque dans l'alcool, dans la proportion de $\frac{1}{5}$. Il recouvre ce carré d'une série de dix cartons superposés, percés d'un trou central variant de 5 à 50 milli-

(1) TOULOUSE, Mesure de l'odorat par l'eau camphrée (*Soc. de biologie*, 13 mai 1899). — SAINT-MAURICE, De la méthode de l'eau camphrée pour la mesure de l'odorat. *Thèse de Paris*, 1900.

mètres; sur le dernier carton (percé d'un trou de 5 millimètres), on pose un entonnoir en verre de 10 centimètres de long dont le bout s'adapte à la narine du sujet à examiner. On lui recommande de flairer. Perçoit-il l'odeur du benjoin, son odorat est normal; s'il est émoussé, on retire un à un les cartons dont les trous sont de plus en plus larges jusqu'à ce que l'odeur soit perçue.

Le procédé le plus pratique pour la mesure de

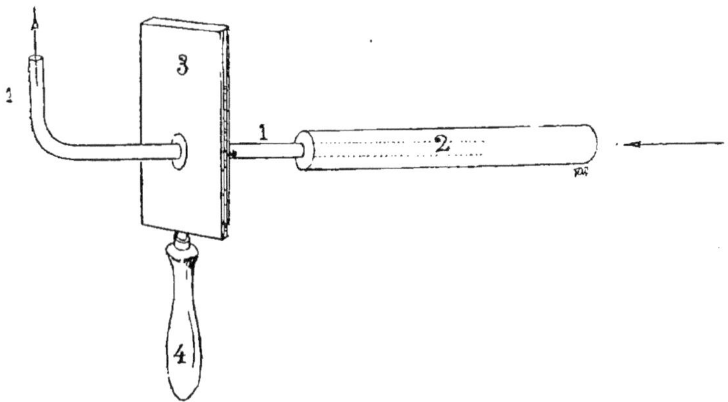

Fig. 3. — Olfactomètre de Zwaardemaker.

1, tube de verre gradué; 2, cylindre odorant; 3, écran; 4, manche.

l'acuité olfactive est celui de Zwaardemaker (fig. 3). Son olfactomètre se compose en principe de deux tubes glissant l'un dans l'autre à frottement doux. L'un d'eux, le tube externe, est en porcelaine poreuse qu'on imbibe d'une solution odorante; le tube interne, qui glisse dans celui-ci, est un tube de verre gradué, dont une extrémité, recourbée, peut s'introduire dans la partie antérieure de la narine à examiner, tout au contact du lobule du nez, son autre extrémité ne dépassant pas celle du tube de porcelaine. Dans ces conditions, il est aisé de comprendre que l'air inspiré ne traverse que le tube de verre et ne peut donner lieu à aucune sensation odorante : l'olfactomètre est au zéro.

Au contraire, vient-on à éloigner progressivement, à retirer le tube de porcelaine, l'air inspiré devra en traverser un segment avant de pénétrer dans le tube en verre et donnera lieu à une sensation odorante d'autant plus forte qu'on le retirera davantage, puisque le segment parcouru sera plus long.

Pour mesurer l'acuité olfactive d'un individu, on place le tube de verre dans la partie anté-

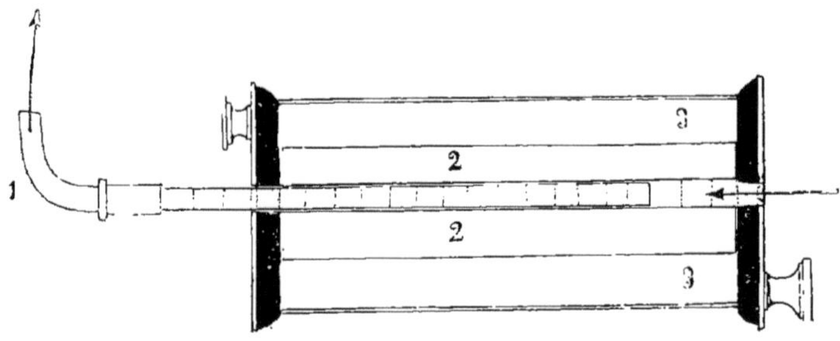

Fig. 4. — Olfactomètre à liquide.

1, tube de verre gradué ; 2, cylindre poreux imbibé par 3 le liquide odorant entouré d'un manchon de verre.

rieure (1) d'une de ses narines et on lui recommande de flairer. On retire alors le cylindre poreux, progressivement, jusqu'à ce qu'il accuse une sensation odorante ; il ne reste à ce moment qu'à noter sur les divisions du tube de verre la

(1) Il faut prendre cette précaution parce que le courant d'air passant par la partie antérieure de la narine se dirige vers la fente olfactive, celui de la partie postérieure suivant plutôt le plancher de la fosse nasale (voy. chapitre III).

longueur obtenue, qu'on peut comparer à celle obtenue une fois pour toutes chez un individu normal. Rien n'est plus facile, pour les besoins de la clinique, que de renfermer le tube poreux dans un manchon de verre, de façon qu'il soit toujours baigné par le liquide odorant (fig. 4). Ce liquide peut varier à l'infini : eau de laurier-cerise, solution d'essence d'amandes amères, etc. Les solutions glycérinées ont l'avantage de ne pas s'évaporer. On peut aussi remplacer le tube poreux par un tube de substance solide odorante par elle-même : bois de cèdre, cuir de Russie, paraffine, caoutchouc, cire jaune, bois de palissandre, etc. L'appareil primitif était ainsi construit (1888) ; plus tard l'auteur a employé la porcelaine poreuse imbibée d'une solution aqueuse (1890), glycérinée (1895), paraffinée (1896).

L'appareil est porté sur un pied et disposé de telle sorte qu'on peut, au moyen d'une vis, déplacer lentement le tube odorant sur le tube de verre resté immobile et lire sur une échelle graduée en millimètres la longueur dont il a été déplacé.

On peut enfin y adapter un appareil destiné à enregistrer la quantité d'air qui a traversé le tube, car il est évident que la sensation odorante sera d'autant mieux perçue qu'il arrivera dans les fosses nasales plus d'air chargé de molécules odorantes ; toutefois en pratique on peut se dispenser de ce perfectionnement, en recommandant toujours au sujet à examiner de faire une inspiration ordinaire.

Sur le même principe a été construit un olfactomètre double, dont chaque tube est en rapport avec une seule narine, pour étudier la compensation des odeurs.

Il est donc possible, avec l'olfactomètre de Zwaardemaker, de déterminer pour une série d'individus normaux le minimum perceptible d'une matière odorante déterminée, exprimée en millimètres de longueur du tube olfactométrique.

Cet auteur examinant trente-quatre soldats dont les taches olfactives, symétriques, indiquaient une parfaite perméabilité des fosses nasales et chez lesquels la rhinoscopie ne montrait rien d'anormal, a constaté que la sensation odorante la plus faible, provoquée par une inspiration unique et d'une durée ordinaire, correspondait, en moyenne, sur l'olfactomètre en caoutchouc, à 7 millimètres de longueur ; c'est-à-dire que le segment de cylindre odorant laissé à découvert par le cylindre de verre et traversé par le courant d'air inspiré était d'une longueur de 7 millimètres.

Zwaardemaker a donné à ce minimum perceptible *normal* le nom d'*olfactie*; l'olfactie devient ainsi l'unité de mesure physiologique du pouvoir odorant.

La longueur de cylindre odorant correspondant à une olfactie varie naturellement avec chaque substance.

Voici, d'après Zwaardemaker (1), la grandeur d'une olfactie exprimée en millimètres de l'olfactomètre.

(1) Zwaardemaker, Physiologie des Geruchs, p. 167.

	à 10° C.	à 15° C.
En bois de cèdre	38	20
En cuir de Russie	25	10
En paraffine	20	10
En résine de benjoin	15	10
En caoutchouc	10	7
En bois de palissandre	—	3
En cire jaune	4	2,5
En savon de glycérine	6	2
En beurre de cacao	2	1
En baume de tolu	1	1

On peut même graduer les olfactomètres de ces diverses substances (ou des olfactomètres en terre poreuse imbibés de liquide) non plus en millimètres, mais en olfacties. Les chiffres obtenus avec différentes substances sont alors, sans aucun calcul préalable, comparables entre eux.

Du même coup une fraction exprime l'acuité olfactive du sujet examiné. Ainsi un sujet qui n'aura de sensation odorante qu'avec 10 centimètres d'un olfactomètre en gomme ammoniaque, dont le centimètre équivaut à 25 olfacties, ne sera impressionné que par 250 olfacties : son acuité olfactive sera de $\frac{1}{250}$.

Pour les besoins de la clinique, il n'est pas indispensable d'avoir de nombreux olfactomètres. Reuter (1) conseille, dans ce but, la série suivante :

Olfactomètre en caoutchouc, dont 10 centimètres correspondent à 10 olfacties.

Olfactomètre en gomme ammoniaque et gutta-percha à

(1) Reuter. Essentielle Anosmie (*Archiv für Laryngologie*, t. IX, fasc. 3, p. 5 du tirage à part, en note).

parties égales, dont 10 centimètres correspondent à 250 olfacties.

Olfactomètre en asa fœtida à 50 p. 100, dont 10 centimètres correspondent à 1000 olfacties.

Olfactomètre en ichtyol à 50 p. 100, dont 10 centimètres correspondent à 5000 olfacties.

J'ajouterai en terminant que Zwaardemaker a imaginé un olfactomètre destiné à mesurer l'odorat gustatif, c'est-à-dire l'odorat qui est un des éléments du goût et qui consiste dans la perception des émanations odorantes passant du pharynx dans le nez après la déglutition.

Cet « olfactomètre gustatif » (*gustatorischer Riechmesser*) a son tube de verre beaucoup plus long que celui de l'olfactomètre ordinaire et son extrémité coudée est introduite, par la bouche, derrière le voile du palais.

L'observateur, avec la bouche ou une soufflerie, fait passer un peu d'air à l'autre extrémité de l'appareil et cet air arrive dans le pharynx après avoir traversé une longueur déterminée du cylindre odorant; du pharynx, il est projeté dans le nez par un léger mouvement expiratoire. On fait glisser le tube de verre dans le cylindre jusqu'à ce que le sujet examiné accuse une sensation odorante.

V. — L'ANOSMIE EN GÉNÉRAL

L'anosmie est la privation de l'odorat. Il convient de réserver la dénomination d'hyposmie aux cas où l'odorat est simplement diminué sans être totalement aboli.

1° **Troubles du goût.** — L'importance de l'anosmie est beaucoup augmentée par les troubles du goût qui l'accompagnent. Les sensations gustatives proprement dites, perçues et transmises par les extrémités des nerfs lingual et glosso-pharyngien, sont en effet d'une simplicité extrême : elles se ramènent à quelques sensations fondamentales. Ces sensations sont complétées par les sensations olfactives, c'est-à-dire pas les émanations qui, à travers les orifices postérieurs des fosses nasales, vont impressionner la muqueuse olfactive.

Lorsqu'on déguste un vin, une liqueur, un aliment, il y a d'abord une impression exercée sur les papilles linguales et sur les nerfs du goût par les substances sapides qui se dissolvent dans le liquide buccal : c'est la sensation gustative proprement dite. En même temps se dégagent des particules odorantes qui pénètrent dans les fosses nasales, soit par les narines, soit surtout par les choanes, et s'élèvent vers la fente olfactive. Tout obstacle au passage de l'air dans les fosses nasales, tout obstacle à la communication entre le pharynx buccal et les fosses nasales, toute cause d'anosmie, ne permettra donc qu'une gustation imparfaite.

Pour s'en convaincre, il suffit de déguster un aliment en se pinçant le nez : on ne perçoit alors que les saveurs élémentaires, douces, salées, amères, acides, astringentes, mais on ne perçoit pas les aromes, le fumet. On ne peut dire que le goût est une annexe de l'odorat, mais sûrement le goût n'est que la résultante de sensations olfactives et de sensations gustatives proprement dites : la plupart des sensations dites gustatives relèvent de l'odorat. C'est ce que montre bien cette observation de Jashow (1), relative à un jeune homme de vingt et un ans, atteint d'anosmie congénitale (et dont la mère elle-même avait perdu l'odorat vers treize ou quatorze ans). Il ne faisait aucune différence entre le thé, le café ou l'eau chaude, et prenait celle-ci comme boisson favorite, sucrée et mélangée à du lait. L'éther ne se distinguait de l'eau que par une sorte de picotement en passant dans la gorge. Tous les sirops de fruits étaient confondus et simplement reconnus comme doux; la moutarde piquait la langue, impossible à distinguer du poivre.

Souvent c'est de leurs troubles gustatifs que les malades se plaignent, plus encore que de la perte de l'odorat. Enfin, à la longue, on voit, dans quelques cas, le sens du goût proprement dit s'émousser et se perdre à son tour.

2° **Troubles de la sensibilité tactile de la muqueuse nasale.** — L'anosmie s'accompagne assez souvent d'une diminution de la sensibilité tactile de la muqueuse. Moure fait remarquer que les anosmiques « éternuent moins facilement qu'à l'état normal et s'enrhument peut-être moins du cerveau que les personnes qui ont un odorat parfaitement sain ».

La diminution de la sensibilité de la pituitaire n'a rien de surprenant, bien que le nerf olfactif ne soit pas le nerf sensible de cette muqueuse. Les causes diverses qui produisent l'anosmie, vapeurs ou poussières irritantes, coryzas aigus

(1) Jashow, *American Journal of Psychology*, 1892.

et chroniques, etc., agissent, en effet, sur les terminaisons du trijumeau en même temps que sur le nerf olfactif; seulement le premier de ces nerfs ne souffre que dans ses arborisations terminales (le corps cellulaire du neurone étant situé bien loin de là dans le ganglion de Gasser) : voilà pourquoi il n'y a qu'une simple diminution de la sensibilité au contact; le nerf olfactif, au contraire, souffre dans ses cellules d'origine, *incluses dans la muqueuse elle-même*, voilà pourquoi il y a une anosmie complète et souvent définitive.

3° **Troubles de l'ouïe.** — Il est fréquent de constater une diminution de l'odorat dans les maladies de l'oreille. Après Gradenigo et Hahn, j'ai étudié cette question (1).

La diminution du pouvoir olfactif est très fréquente, mais fort inégale quant à son degré. Il est tout à fait exceptionnel de rencontrer une véritable anosmie, beaucoup plus souvent il n'y a qu'une simple hyposmie; dans nombre de cas, elle n'est même que légère.

C'est dans les otites moyennes suppurées, ou chez les malades porteurs de cicatrices ou de plaques d'infiltration calcaire du tympan, que la diminution de l'olfaction était le moins prononcée. Dans plusieurs cas de ce genre, nous avons trouvé l'odorat normal et même dans l'un d'eux une hyperosmie très nette. Il est d'ailleurs difficile d'expliquer le rapport qui peut exister entre les suppurations de l'oreille moyenne et les troubles de l'olfaction. La chose est toutefois possible, si l'on remarque que les troubles de l'olfaction ne

(1) COLLET, *Lyon médical*, n° 6, 1897. La thèse de mon élève Nique (Lyon, 1897) contient une trentaine d'observations.

font que traduire un état anormal de la muqueuse nasale souvent constatable à l'examen direct au spéculum, et que cette atrophie partielle entraîne le plus habituellement des troubles de la sécrétion du mucus nasal dont le pouvoir bactéricide a été démontré par les recherches expérimentales de MM. Lermoyez et Wurtz. L'oreille moyenne s'infecte par la trompe, c'est-à-dire par les fosses nasales et le pharynx nasal. Un mucus sécrété en faible quantité sera incapable de remplir vis-à-vis des microbes pathogènes le rôle de défense qu'il remplit à l'état normal.

Enfin beaucoup d'otites suppurées sont consécutives à un coryza aigu, grippal par exemple, qui a pu s'étendre jusqu'à la muqueuse olfactive et y laisser des lésions définitives.

Dans la sclérose de l'oreille moyenne, avec ou sans participation de l'oreille interne, les troubles de l'olfaction notés ont été presque constants, et beaucoup plus intenses. Dans un certain nombre de cas, on constatait des lésions de la muqueuse nasale, rhinite atrophique ou hypertrophique, qui ne sont pas pour surprendre, car on sait combien de telles lésions sont fréquentes au cours des affections chroniques de l'oreille. La plupart de ces dernières ne sont que l'état ultime d'un processus qui a débuté par la muqueuse nasale et s'est poursuivi jusqu'à la trompe et de là à la caisse du tympan. On comprend aussi qu'une rhinite hypertrophique par suite de la tuméfaction du cornet moyen, peut obturer plus ou moins complètement la fente olfactive et rendre, par conséquent, plus difficile l'accès des particules odorantes vers l'épithélium sensoriel qui tapisse la partie la plus élevée des fosses nasales au niveau du méat supérieur et de la partie de la cloison qui lui fait face. Dans d'autres cas, et mes recherches concordent sur ce point avec celles de Gradenigo, il n'y a pas de lésions nasales appréciables. Cet auteur en conclut cependant que l'otite a dérivé dans bien des cas d'une lésion nasale passagère dont on ne peut retrouver la trace, et il attribue précisément dans ces cas une grande valeur à l'examen olfactométrique, la diminution de l'olfaction constituant pour lui la preuve de l'origine nasale de l'affection auriculaire : l'examen fonctionnel est ici, comme cela s'observe d'ailleurs fréquemment en pathologie, supérieur en délicatesse à l'examen objectif.

Enfin dans quelques cas, je crois que lésions nasales et lésions auriculaires peuvent n'être que des localisations différentes d'un même processus de sclérose et d'atrophie, et il n'est pas impossible qu'elles soient l'expression d'un trouble trophique.

En résumé, la coexistence de l'hyposmie et de la surdité s'observe presque uniquement dans l'otite scléreuse et beaucoup plus rarement dans les otites suppurées : il y a ordinairement des lésions de la muqueuse nasale, d'autres fois la rhinoscopie ne montre rien d'appréciable.

VI. — VARIÉTÉS ÉTIOLOGIQUES DE L'ANOSMIE.

1. — ANOSMIE CONGÉNITALE.

Les cas d'anosmie congénitale sont, au dire des physiologistes, excessivement rares, et cependant nombreux sont les malades atteints d'anosmie qui affirment n'avoir jamais mieux senti.

Il ne faut pas se hâter de conclure à un rapport constant entre l'anosmie congénitale et l'absence des nerfs ou des centres olfactifs ; en effet, d'une part : 1° il y a des cas bien connus d'absence des nerfs olfactifs avec conservation de l'odorat ; 2° l'anosmie congénitale peut reconnaître une tout autre cause, par exemple des lésions de la muqueuse nasale ; j'ajouterai même que l'anosmie peut n'être congénitale qu'en apparence.

1° Anomalies de l'appareil nerveux. — Placzek (1) a publié l'observation d'une femme de soixante ans qui n'avait jamais senti les odeurs. Elle présentait une anomalie de développement de la *corne d'Ammon*, peut-être avec atrophie des tractus olfactifs.

Rosenmuller, Cerutti, Pressat (2), et quelques autres ont constaté l'*absence des bandelettes et des bulbes olfactifs*, coïncidant avec l'absence du sens de l'odorat.

(1) Placzek, Angeborene absolute doppelseitige Anosmie. *Berliner klinische Wochenschrift*, 1899.

(2) Pressat, Obs. d'un cas d'absence du nerf olfactif. *Thèse de Paris*, 1837.

Kundrat a spécialement étudié ces cas d'arhinencéphalie; d'après Zwaardemaker, on en rencontrerait plus souvent des formes atténuées reconnaissables à leur voûte palatine ogivale, à leur cloison nasale courte, à leur front étroit, ce dernier s'expliquant assez bien par un développement incomplet de la lame criblée de l'ethmoïde qui donne normalement passage aux nombreux filets du nerf olfactif.

Dans quelques cas, l'absence des nerfs olfactifs coïncidait avec la conservation de l'odorat, comme dans l'observation célèbre rapportée par Claude Bernard. Le Bec (1), Testut ont observé des cas analogues.

Ces observations négatives ne doivent en aucune façon déposséder le nerf olfactif de sa fonction sensorielle. L'expérience de Magendie qui fit respirer de l'ammoniaque à un chien après section des nerfs olfactifs, et constata qu'il réagissait, ne prouve pas davantage que le trijumeau soit un nerf de l'odorat; dans ce dernier cas, la pituitaire était simplement irritée par les vapeurs ammoniacales; il ne s'agissait pas d'une sensation olfactive, mais d'une sensation tactile. En olfactométrie, on s'exposerait à de fréquentes erreurs, si on se servait pour cette exploration de substances odorantes irritantes.

Quant aux observations d'absence des bulbes olfactifs coïncidant avec la conservation de l'odorat, elles doivent être considérées comme des anomalies tout à fait exceptionnelles : dans ce cas, les cellules olfactives et les filets qui en

(1) Le Bec, *Bull. de la Soc. de biol.*, 1883.

émanent existent bien dans la muqueuse, ainsi que Duval (1) a pu s'en assurer dans le cas de Le Bec. Il est donc probable qu'elles empruntent pour se rendre au cerveau une voie détournée (peut-être celle du trijumeau ?). Testut pense qu'une telle suppléance peut s'effectuer dans des conditions exceptionnelles.

2° **Altérations de la muqueuse nasale.** — La région olfactive est remarquable par sa pigmentation : ce pigment est certainement indispensable au bon fonctionnement de l'odorat. Ogle (2) a montré que d'une façon générale l'odorat était plus développé chez les nègres que chez les blancs ; il cite également des faits intéressants qui semblent montrer que les animaux blancs sentent moins bien que les noirs, et sont, de ce chef, plus exposés à s'empoisonner par divers végétaux toxiques.

Althaus (3) a observé un albinos chez qui l'odorat avait toujours été très faible et qui finit par le perdre complètement à l'âge de soixante-trois ans.

Ce rôle de la pigmentation mérite certainement de nouvelles recherches, mais il est incontestable que des altérations *acquises* de la muqueuse peuvent être souvent la cause d'anosmies en apparence congénitales : une maladie infectieuse du jeune âge, la grippe, la diphtérie, un coryza aigu, violent et prolongé, une rhinite chronique peuvent amener, dans les premières années de la vie, la destruction des cellules olfactives dans la

(1) M. Duval, *Bull. de la Soc. d'anthropol.*, 1884.
(2) Ogle, *Med. chir. Transact.*, t. LIII, p. 268.
(3) Althaus, *Lancet*, 1881.

pituitaire, et de tels faits en imposent pour une anosmie congénitale.

La constatation de synéchies entre le cornet moyen et la cloison, ou d'une diminution de la sensibilité tactile de la muqueuse s'expliquant par une moindre atteinte des terminaisons du trijumeau, peut permettre quelquefois, dans ces cas, de remonter à la véritable cause de l'anosmie (Jacques) (1).

Enfin une anosmie en apparence congénitale est d'autres fois imputable à un traumatisme survenu pendant les premières années de la vie.

3° **Anosmie héréditaire.** — Je ferai les mêmes réserves au sujet de l'anosmie héréditaire qui peut être consécutive à des altérations grossières de la muqueuse olfactive. Un jeune homme que j'observe en ce moment a une absence complète de l'odorat : sa mère n'a jamais senti les odeurs ; mais il est venu me consulter pour des épistaxis à répétition symptomatiques d'une rhinite sèche (sans ozène). Je crois qu'ici comme ailleurs le rôle du système nerveux, que je ne nie certes pas, doit être considérablement réduit, et qu'on n'est autorisé à l'admettre qu'après un examen minutieux des fosses nasales, éliminant les altérations grossières de la muqueuse.

2. — ANOSMIE SÉNILE.

Chez les vieillards, on observe une diminution considérable, ou même une abolition complète de l'odorat à laquelle on ne peut assigner une cause

(1) Jacques, Discussion de mon rapport sur l'anosmie à la Société française de laryngologie, 1899.

précise. Elle est, d'après Zwaardemaker (1), généralement précédée de sensations subjectives trop vagues pour produire des hallucinations, mais très persistantes : odeurs de pharmacie, de brûlé, de scatol, etc.

De plus, les malades se plaignent quelquefois de la persistance des odeurs qu'ils viennent de sentir : ils garderont ainsi pendant des heures l'odeur des aliments ou des boissons ; c'est ce que je viens d'observer chez un homme de soixante-quinze ans.

Depuis le mémoire de Prévost (2), on attribue généralement l'anosmie sénile à l'atrophie des nerfs olfactifs. « Dans la vieillesse, dit-il, et surtout dans les cas où le sens de l'odorat est obtus, les nerfs olfactifs deviennent grêles, demi-transparents, grisâtres. Le bulbe olfactif diminue de volume et ne remplit plus la gouttière de l'ethmoïde.

L'examen microscopique nous montre chez l'adulte, dans le pédoncule, une grande richesse de tubes nerveux ; on y retrouve, il est vrai, des corpuscules amyloïdes, mais en petit nombre et disséminés. Quand les nerfs sont demi-transparents, les fibres nerveuses sont rares et manquent même complètement dans certains points. Il y a, en outre, une très grande accumulation de corps amyloïdes réunis en groupe, serrés les uns contre les autres et abondants, surtout dans les parties où les fibres nerveuses font défaut, et cette altération coïncide avec l'âge des sujets et surtout avec la diminution plus ou moins grande du sens de l'odorat. »

(1) Zwaardemaker, *Physiol. des Geruchs*, p. 157.

(2) J.-L. Prévost, Atrophie des nerfs olfactifs chez les vieillards (*Gaz. méd. de Paris*, 1866).

Ces constatations anatomiques sont très intéressantes et il est à regretter que l'étude de toutes les variétés d'anosmies ne soit pas enrichie de documents anatomo-pathologiques de cette sorte ; seulement ces altérations nerveuses sont-elles primitives ? La dégénérescence des fibres nerveuses n'est-elle pas consécutive à celle des cellules de Schultze qui représentent, en réalité, le corps du premier neurone olfactif, et qui sont situées dans la muqueuse ? Il est fort possible que cette muqueuse soit, de par la sénilité, frappée d'un processus de sclérose, analogue à celui qui frappe, chez les vieillards, la peau, l'oreille moyenne, etc.

Il y aurait quelque intérêt à faire pour la muqueuse olfactive ce que Prévost a fait pour les bulbes et les bandelettes, à voir, en un mot, si l'examen histologique confirme l'hypothèse ci-dessus.

3. — ANOSMIE DE LA MÉNOPAUSE.

La ménopause s'accompagne quelquefois d'anosmie ; il faudrait savoir si, dans les cas de ce genre, l'odorat était intact auparavant et s'il n'y avait absolument aucune lésion nasale ; on sait combien la ménopause active la marche de la sclérose de l'oreille moyenne.

Faut-il, enfin, décrire sous ce titre l'anosmie constatée dans cette singulière observation de Gottschalk (1) ? Une femme de trente-six ans subit l'ablation des deux ovaires pour un myôme intraligamenteux : surviennent alors, avec la

(1) GOTTSCHALK, *Deuts. med. Wochenschrift*, n° 26, 1891.

ménopause, des maux de tête, de l'insomnie, des douleurs musculaires, des congestions diverses; les cheveux tombent, et survient une anosmie complète sans lésions nasales.

Ficano (cité par Grazzi) a vu l'odorat disparaître graduellement après de grands désordres menstruels.

4. — ANOSMIE DANS LES MALADIES DES FOSSES NASALES.

Les mêmes dispositions anatomiques qui rendent moins accessible aux influences extérieures la muqueuse olfactive, sont aussi des causes d'anosmie respiratoire, puisqu'elles s'opposent au libre passage de l'air inspiré, chargé de particules odorantes, et peuvent même l'empêcher totalement.

1° **Diminution de la fente olfactive.** — La largeur de la fente olfactive, mesurée sur le cadavre, est, d'après Braune et Clasen, de 2 millimètres. Ce chiffre ne nous renseigne qu'approximativement sur ses dimensions pendant la vie : il faut tenir compte, en effet, de la vascularisation de la muqueuse du cornet moyen. Les vaisseaux de la muqueuse nasale sont sujets à des alternatives très fréquentes de resserrement et de dilatation, mais ici ces modifications vaso-motrices doivent s'opérer avec une intensité particulière, car il existe, ainsi que l'a vu Zuckerkandl, sur le bord libre du cornet moyen, un tissu caverneux, rappelant celui qui double la muqueuse des cornets inférieurs. Lorsque les lacunes qui le constituent sont gorgées de sang, sous l'influence d'une congestion purement passive ou d'une congestion vaso-motrice, ce tissu caverneux peut, par son érection, obstruer complètement, ou à peu près, la fente olfactive. Lorsque pareille érection se produit, sous l'influence de causes diverses, du côté du cornet inférieur, et entraîne l'occlusion de la fosse nasale correspondante, elle ne peut passer inaperçue à cause de la gêne qui en résulte ; il n'en est plus de même lorsque la turgescence se limite au bord libre du cornet moyen ; beaucoup de cas d'anosmie instantanée et transitoire, comme celle qu'on a vue parfois succéder à une douche froide, doivent reconnaître ce mécanisme.

Même sans tenir compte de ces variations extrêmes, il est incontestable que la fente olfactive, du seul fait de la circulation normale, doit être plus étroite sur le vivant que sur le cadavre. D'ailleurs, lorsqu'en pratiquant l'examen rhinoscopique on inspecte systématiquement la région de la fente olfactive, on peut se rendre compte que ses dimensions présentent les plus grandes variations individuelles dans des circonstances qu'on pourrait appeler physiologiques. Tantôt le cornet touche la cloison dans toute sa partie moyenne et la fente est réduite à sa partie antérieure et postérieure, tantôt, au contraire, elle est remarquablement agrandie. On conçoit de ce chef une cause d'anosmie.

La transformation pneumatique du cornet moyen, la dégénérescence polypoïde de la muqueuse, son hypertrophie comme on l'observe fréquemment dans l'ozène, peuvent être autant de causes d'anosmie.

Mais le cornet moyen n'est pas seul en cause. Les *déviations de la cloison* jouent certainement un rôle plus important : il est très remarquable que souvent l'anosmie existe au maximum du côté où la fosse nasale paraît le plus large, et ceci s'explique bien par la disposition sigmoïde d'un grand nombre de déviations. La boucle inférieure de l'S agrandit considérablement le méat inférieur et même le méat moyen correspondant, à tel point que le regard pénètre jusqu'au pharynx et que le courant d'air inspiratoire passe librement ; les choses se passent différemment dans l'étage supérieur des fosses nasales où la cloison incurvée vient au contact du cornet moyen. J'ai vu, au moins dans deux cas, des personnes encore jeunes présenter un épaississement bilatéral de la cloison dans sa partie moyenne, qui me paraissait supprimer complètement les deux fentes olfactives : l'anosmie était absolue.

2° **Obstacle au passage de l'air inspiré.** — Indépendamment des anosmies qui tiennent au rétrécissement de la fente olfactive, les autres anosmies mécaniques, auxquelles on devrait réserver le nom de respiratoires, jouent un rôle important.

L'*hypertrophie des cornets inférieurs* joue un rôle dans l'anosmie, mais seulement de faible degré ; l'air inspiré passe en effet surtout dans le méat moyen, il passe donc au-dessus de l'obstacle et non entre lui et la cloison ; nous avons vu que la perméabilité de l'étage inférieur des fosses nasales importe peu pour l'intégrité de l'olfaction. Les masses énormes qu'on aperçoit à la rhinoscopie postérieure en cas d'hypertrophie de la queue des cornets gênent donc la respiration beaucoup plus que l'olfaction qui n'est intéressée que secondairement. Toutefois lorsque l'occlusion de la narine devient complète, comme cela s'observe à divers moments de la journée, quand le malade baisse la tête, pendant la digestion, pendant la nuit, etc., il est bien évident que l'olfaction est supprimée du même coup : c'est une variété d'anosmie intermittente.

Les *éperons de la cloison* n'ont pas grande importance : un épaississement situé au voisinage du plancher de la fosse nasale augmente même l'odorat, en dirigeant le courant d'air inspiratoire vers la fente olfactive.

Les *déviations en masse de la cloison* diminuent, au contraire, beaucoup l'acuité de l'odorat. L'hyposmie est habituellement unilatérale.

Les *polypes du nez* constituent encore une variété d'anosmie respiratoire, plus complexe cependant : il ne s'agit plus d'une anosmie respiratoire dans toute sa pureté ; les polypes indiquent une dégénérescence de la muqueuse qui, même dans l'intervalle des parties qui leur donnent naissance, ne peut pas être considérée comme absolument saine ; il est possible que la muqueuse olfactive elle-même présente des altérations encore mal connues qui, en tout cas, ne sauraient être accessibles à l'examen rhinoscopique, puisqu'elle échappe à toute investigation sur le vivant (1).

Le *rétrécissement des narines* par un lupus ou par une rétraction cicatricielle quelconque est une cause d'anosmie qui n'a pas besoin d'explication.

3° **Perte de l'auvent nasal.** — L'ablation du nez, la *perte de l'auvent nasal* par traumatisme ou par suite d'un processus pathologique produit

(1) Reuter, Essentielle Anosmie. *Arch. für Laryngologie*, Bd IX, Heft 3.

également l'anosmie. Notta (1) l'expliquait par l'action trop immédiate de l'air inspiré sur la muqueuse nasale et par la sécheresse ou les troubles de la sécrétion du mucus qui en résultent. Cette interprétation n'est pas à rejeter, mais il faut accorder sans doute un rôle plus important à la direction vicieuse du courant d'air inspiré. Normalement l'*agger nasi* dirige l'air vers la fente olfactive (Fick); admettons même au besoin que cette petite saillie, rudiment, d'après Zuckerkandl et Schwalbe, du premier des cinq cornets des mammifères, soit le plus souvent trop peu volumineuse pour exercer un rôle quelconque, il n'en est pas moins vrai que les narines modifient profondément la direction du courant d'air inspiré : elles sont situées dans un plan à peu près horizontal, et la colonne d'air qui les traverse, aussitôt aspirée en arrière dès qu'elle les a franchies, prend alors une direction curviligne à convexité dirigée en avant et en haut, comme on s'en peut rendre compte par l'expérience de Paulssen. Elle se fragmente : les couches qui occupaient dans le plan narinaire la partie postérieure rasent le plancher des fosses nasales, les couches moyennes passent par le méat moyen, les couches antérieures suivent les parties les plus élevées de ce méat et sont dirigées vers la fente olfactive; elles seules donneront naissance aux sensations odorantes. Une expérience bien simple de Fick le démontre : si on insuffle des vapeurs odorantes dans les fosses nasales au moyen d'un tube, on ne détermine de sensation olfactive que si l'extrémité du

(1) Notta, Recherches sur la perte de l'odorat (*Archiv. de méd.*, 1870).

tube est placée à la partie antérieure des narines et dirigée du côté de la voûte; placée dans la moitié postérieure de la narine, elle ne détermine pas de sensation olfactive. Nous avons déjà dit que pour mesurer avec précision l'acuité de l'odorat, il faut introduire le tube de l'olfactomètre de Zwaardemaker dans la partie antérieure de la narine à examiner et non au contact de la lèvre.

Danziger (1) étudiant la circulation de l'air inspiré dans les fosses nasales, a constaté les variations suivantes. Lorsque le plan de l'ouverture des narines est horizontal ou forme un angle aigu avec la lèvre supérieure, le courant inspiratoire paraît atteindre la voûte des fosses nasales ; au contraire, lorsque leur ouverture forme avec la lèvre supérieure un angle obtus, le courant inspiratoire n'atteint jamais le cornet supérieur.

Par suite de l'ablation ou de la destruction de l'auvent nasal, les orifices des narines ne sont plus situés dans un plan horizontal, mais dans un plan vertical. Le courant d'air inspiré, chargé de particules odorantes, parcourt alors les fosses nasales d'avant en arrière, parallèlement à leur plancher, qu'il rase pour ainsi dire, et pénètre directement jusqu'au pharynx, au lieu de s'élever en partie vers la fente olfactive : d'où anosmie. Vient-on à pratiquer la rhinoplastie ou à adapter une pièce artificielle qui modifie cette direction vicieuse, l'anosmie s'atténue.

4° Rhinites. — L'*ozène* compte l'anosmie au nombre de ses principaux symptômes : ce trouble

(1) Danziger, Ueber die Luftbewegung in der Nase während des Athmens (*Monatschrift für Ohrenheilkunde*, 1896).

fonctionnel reconnaît évidemment ici des causes multiples dont la plus importante est l'atrophie de la muqueuse olfactive Chacun sait que l'ozène est caractérisé anatomiquement par l'atrophie de la muqueuse nasale; or, il se produit dans ses parties les plus reculées une véritable *métaplasie* de l'épithélium olfactif. La tuméfaction du cornet moyen, qu'on observe assez souvent, l'odeur infecte exhalée par les croûtes me paraissent des facteurs négligeables d'anosmie en regard de celui que je viens de citer.

Les *coryzas* intenses, surtout le *coryza diphtérique* et le *coryza grippal*, laissent souvent l'anosmie à leur suite, et cela s'explique facilement : il y a d'abord une sécrétion muco-purulente très abondante; les altérations de la muqueuse gagnent jusqu'à la région olfactive dont les cellules, si facilement vulnérables, sont finalement détruites. L'examen rhinoscopique montre quelquefois de la tuméfaction du cornet moyen ou une sécrétion muco-purulente limitée à la région olfactive; d'autres fois il ne révèle rien d'anormal, l'inflammation catarrhale a disparu sans laisser de traces, mais la destruction des cellules sensorielles a été définitive.

Les *coryzas ulcéreux* agissent de la même façon ou par les adhérences qu'ils produisent.

Les *sinusites* maxillaires ou frontales aiguës s'accompagnent souvent d'anosmie, et, plus rarement, ce trouble fonctionnel persiste, après l'inflammation sinusienne, sans qu'une lésion locale puisse l'expliquer. « Il est possible que dans les formes où la muqueuse paraît saine en apparence, elle soit en réalité malade et dégénérée dans sa texture par suite de l'écoulement constant du pus ou des sécrétions irritantes venues des cavités sinusiennes. Enfin, assez souvent, dans la sinusite maxillaire l'anosmie est accompagnée de perversion de l'odorat (1). »

5. — ANOSMIE GUSTATIVE.

Lorsqu'on déguste un vin, une liqueur, un aliment, il y a d'abord une impression exercée sur les papilles linguales et sur les nerfs du goût par les substances sapides qui se dissolvent dans le liquide buccal : c'est la sensation gustative proprement dite. En même temps, se dégagent des particules odorantes qui pénètrent dans les fosses nasales, soit par les narines, soit surtout par les choanes et s'élèvent vers la fente olfactive. Tout obstacle au passage de l'air dans les fosses nasales, tout obstacle à la communication entre le pharynx buccal et les fosses nasales ne permettra donc qu'une gustation imparfaite. Lorsque l'obstacle est disposé de telle façon qu'il permet de sentir un objet placé sous les narines et gêne, au contraire, le passage des odeurs à travers les choanes (végétations adénoïdes, adhérences du voile du palais à la paroi postérieure du pharynx), on donne à ce trouble le nom expressif d'anosmie gustative.

6. — ANOSMIE CONSÉCUTIVE A DES OPÉRATIONS SUR LES FOSSES NASALES.

Voici deux observations de Luc (2) :

Dans le premier cas, une simple cautérisation

(1) Moure, Communication écrite.

(2) Luc, *France méd.*, 22 janvier 1892.

du cornet inférieur amena une diminution considérable de l'odorat avec parosmie (odeur persistante de chair brûlée); ces troubles ne cédèrent qu'à onze séances d'électrisation.

Dans le second cas, l'ablation d'un éperon de la cloison et de quelques polypes dans une narine produisit une anosmie *bilatérale* qui céda à une seule séance d'électrisation.

Il s'agit évidemment d'une action inhibitoire exercée par le traumatisme sur les centres olfactifs. La cocaïnisation, ou l'inflammation diffuse de la muqueuse nasale qu'on observe parfois après des opérations intra-nasales et qui est certainement une cause possible d'anosmie, ne sont pas en jeu dans ces deux observations.

7. — ANOSMIE TRAUMATIQUE.

Je laisse de côté les cas bien connus où le traumatisme produit un écrasement du nez ou une forte déviation de la cloison nasale, pour ne m'occuper que de ceux où l'anosmie succède à un traumatisme cranien et ne s'accompagne d'aucune lésion nasale appréciable. L'anosmie est habituellement absolue, au moins au début.

Les traumatismes qui produisent l'anosmie portent presque toujours sur la nuque et plus rarement sur le front (D. Mollière). Ils ont été attribués à la déchirure des nerfs olfactifs ou à leur compression par un épanchement sanguin. La déchirure des nerfs olfactifs dans les chutes sur la nuque a été assez bien expliquée par le brusque arrêt du mouvement de la tête en arrière; il y a un véritable arrachement. Hilton pense que la base du cerveau vient frotter sur les aspérités de la fosse cérébrale antérieure. Dans les cas de traumatisme portant sur le front il y avait souvent fracture du crâne : on peut invoquer une fêlure de l'ethmoïde, un épanchement sanguin (Heinemann). Assez souvent dans ces différents cas on n'observe qu'une anosmie passagère : elle s'explique soit par la présence à la base du crâne d'un épanchement sanguin qui comprime les filets nerveux et les bandelettes et se résorbe ultérieurement, soit par un simple tiraillement des nerfs olfactifs, dans les chutes sur la nuque n'aboutissant pas à la rupture.

L'hypothèse d'une compression des filets nerveux par un épanchement sanguin s'accorde assez bien avec l'amélioration fréquente de l'anosmie et les phénomènes de parosmie qui lui succèdent, par exemple dans cette observation de Noquet. Une dame de quarante ans glisse sur un carrelage et tombe violemment sur l'occiput : il en résulte une commotion cérébrale avec perte de connaissance. Quand les phénomènes cérébraux disparaissent, au bout de 8 à 10 jours, la malade constate qu'elle a perdu complètement l'odorat. Trois semaines plus tard l'anosmie se transforme en parosmie : l'odorat était partiellement revenu, mais la malade percevait en permanence une odeur de pomme rainette ou de chloroforme. Un épanchement sanguin d'abord abondant, puis se résorbant partiellement de façon à produire une compression moindre, peut évidemment expliquer les cas de ce genre.

L'anosmie peut succéder à des traumatismes moins violents et où la commotion cérébrale ne produit pas d'autre effet durable.

Un homme de quarante-sept ans est projeté hors de son automobile et tombe sur la face : le côté gauche du nez est contusionné ; la perte de connaissance ne dure que quelques secondes ; le blessé se relève seul et facilement, n'éprouvant ni vertige, ni malaise d'aucune sorte. Au repas de midi, deux heures après l'accident, il s'aperçoit que les aliments n'ont plus ni saveur, ni odeur. Quinze jours après l'accident, il reprend, sans traitement, un peu d'odorat. Depuis cette époque il ne constate qu'une amélioration insensible malgré des douches d'acide carbonique et une séance tous les deux jours d'électrisation intra-nasale avec un courant continu de trois milliampères, pendant dix minutes. Quarante jours après l'accident, l'hyposmie est très marquée. Le lubin, l'essence minérale, l'alcool de menthe ont une odeur nette, mais semblable. Par contre, il différencie mieux l'odeur des substances solides : le camphre, le salol, le menthol sont nettement reconnus. Les odeurs mauvaises n'ont pas donné une seule perception depuis l'accident. Le goût est très émoussé : le vin, l'alcool de menthe, le tabac, la chartreuse, le café ont un vague goût de fumée. Six mois après l'accident et bien que les séances d'électrisation aient été régulièrement continuées pendant quatre mois et les douches d'acide carbonique plus longtemps encore, la parosmie avec obtusion du goût persiste ; l'odeur d'une fleur flairée de près est assez bien sentie, mais la perception des mauvaises odeurs est presque abolie, sauf cependant pour les odeurs ammoniacales ; enfin l'odeur du poisson, même frais, est très désagréable. Cette hyposmie avec parosmie n'existe que du côté droit ; à gauche (côté du nez contusionné) l'anosmie est absolue.

Dans quelques cas exceptionnels (Jobert, König, Riedel, Scheyer), la blessure du nerf olfactif était consécutive à un coup de feu.

8. — ANOSMIE DANS LES MALADIES NERVEUSES.

On connaît assez bien les divers troubles subjectifs de l'odorat dans les maladies nerveuses et mentales, et notamment la cacosmie, mais la simple diminution de l'odorat ou son abolition ont été beaucoup moins étudiées.

On a cependant constaté l'anosmie dans la paralysie générale, le tabes, l'hystérie, l'épilepsie, plus rarement dans les lésions circonscrites du cerveau, comme les tumeurs ou les ramollissements. S'ils étaient plus nombreux, les faits de ce genre pourraient jeter quelque lumière sur la situation des centres de l'odorat chez l'homme, question très obscure à l'heure actuelle.

1° **Anosmie dans le tabes.** — Chez les ataxiques, on trouve souvent de la diminution de l'odorat, rarement une anosmie absolue (je l'ai observée deux fois, sur cinquante tabétiques).

Les troubles olfactifs du tabes ont été récemment étudiés par Klippel (1). D'après cet auteur, l'anosmie et l'ageustie totales sont plus fréquentes qu'on ne le croit généralement. L'anosmie s'accompagne souvent de la disparition de l'éternûment : ces malades éternuent peu ou pas du tout au cours de leurs coryzas. Enfin, elle peut coexister avec d'autres troubles de la sensibilité tactile ou douloureuse dans la sphère du trijumeau.

« C'est donc liés aux formes bulbaires du tabes et accompagnés d'autres signes habituels à ces formes que s'observent les troubles du goût et de l'odorat, du moins dans tous les cas où ils se manifestent avec une grande intensité. » Il est impossible de décider si cette anosmie relève uniquement de lésions des nerfs olfactifs ou de lésions

(1) KLIPPEL, Des troubles du goût et de l'odorat dans le tabes (*Archiv. de neurol.*, 8 avril 1897).

du nerf nasal, branche du trijumeau, qui tient sous sa dépendance, par ses fibres vaso-motrices, sécrétoires et trophiques, le fonctionnement de la muqueuse nasale.

2° **Anosmie dans la paralysie générale.** — La diminution de l'odorat est fréquente dans la paralysie générale ; quelquefois elle va jusqu'à l'anosmie à peu près absolue. Voisin considère cette anosmie comme un symptôme du début de la maladie ; Ballet et Blocq croient, au contraire, qu'elle ne survient habituellement que dans ses périodes avancées, comme les troubles trophiques.

On ne sait jusqu'ici à quelle cause attribuer avec certitude ces troubles de l'olfaction dans la paralysie générale. Il n'est pas impossible que cette susceptibilité spéciale des nerfs olfactifs soit due à leur constitution anatomique ; au lieu de rester compacts comme les autres nerfs sensoriels, ils se résolvent, avant de traverser la lame criblée de l'ethmoïde, en ramuscules excessivement ténus, de ce chef très accessibles à la compression, dans cette maladie anatomiquement caractérisée par une méningo-encéphalite.

L'anosmie a été également observée dans les méningites, notamment dans la méningite cérébro-spinale (Bamberger) (1).

3° **Anosmie dans les lésions circonscrites du cerveau.** — Dans les lésions en foyer ou lésions circonscrites du cerveau, l'anosmie a été plus rarement observée.

Oppenheim a observé l'anosmie dans un cas

(1) Bamberger, cité par Reuter.

de *tumeur du cervelet* qui avait produit une hydropisie ventriculaire considérable et, finalement, l'atrophie par compression des nerfs olfactifs.

Ball et Krishaber, sur 185 cas de *tumeurs cérébrales*, ont relevé six fois l'existence d'une anosmie, toujours *bilatérale*; ils pensent que l'anosmie s'observe plutôt dans les lésions de l'hémisphère droit. Il m'a paru que l'anosmie figurait surtout dans la symptomatologie des tumeurs des *lobes frontaux* : dans la plupart des cas il y a compression directe du bulbe olfactif, de la bandelette ou des nerfs olfactifs; toutefois, dans quelques cas de tumeurs cérébrales, la compression se fait à distance, vraisemblablement par suite de l'augmentation de la pression intracranienne et de la tension du liquide céphalo-rachidien qui se fait sentir également dans tous les points de cette cavité inextensible : il y a là un mécanisme qui rappelle l'œdème de la papille optique, ou l'écrasement du limaçon membraneux (Steinbrügge) observés dans les tumeurs cérébrales. Il ne faut pas se hâter d'attribuer en pareil cas l'anosmie à une compression directe des centres olfactifs; une telle compression doit être tout à fait exceptionnelle, surtout si les centres olfactifs sont multiples (ce qui est probable).

H. Jackson (1) a vu l'anosmie survenir dans un cas de *thrombose* de l'*artère cérébrale antérieure*, ce qui n'a rien de surprenant.

4° Rapports de l'anosmie avec l'aphasie et

(1) H. JACKSON, *London hospit. Reports*, 1864.

l'hémiplégie. — Fletcher (1), Ogle, Ball et Krishaber ont observé l'anosmie chez des aphasiques. Mackenzie prétend qu'on peut suivre dans l'insula les filets du nerf olfactif jusqu'au voisinage de la circonvolution de Broca.

Dans l'hémiplégie organique par lésion cérébrale, il m'a semblé que l'anosmie siégeait habituellement du côté de la lésion cérébrale, c'est-à-dire du côté opposé à la paralysie. Depuis l'observation avec autopsie que j'ai publiée (2), j'ai eu plusieurs fois l'occasion de vérifier cette règle. Il en faudrait conclure que les origines des nerfs olfactifs ne se décussent pas, ou tout au moins que cette décussation ne porte que sur une minime partie de leurs fibres. Toute considération théorique mise à part, il y aurait là un nouveau moyen de diagnostic entre l'hémiplégie organique et l'hémiplégie hystérique, utilisable lorsque les autres signes différentiels sont incertains ou font totalement défaut.

Dans l'hémiplégie hystérique, en effet, il est de notion courante que l'anosmie unilatérale existe du côté de la paralysie des membres et de l'anesthésie sensitive.

Ainsi donc il y a deux types d'hémianesthésie sensitivo-sensorielle : lorsqu'elle est de nature hystérique, tous les troubles sensoriels sont groupés du même côté : il y a anosmie, amblyopie, surdité et anesthésie unilatérales. Lorsqu'elle est de nature organique, il y a anosmie du côté de la lésion cérébrale (c'est-à-dire du côté opposé à l'hémiplégie

(1) Fletcher, *British med. Journ.*, 1861 (indication recueillie dans la thèse de M. Bibard).

(2) Collet, *Société française de laryngologie*, 12 mai 1898.

au cas où cette dernière existe), hémianopsie, surdité et anesthésie du côté opposé à la lésion cérébrale.

Quant à la localisation de la lésion cérébrale qui produit l'anosmie unilatérale, elle est encore incertaine : des observations de tumeurs ou d'hémorragie paraissent désigner surtout la corne d'Ammon, la circonvolution de l'hippocampe ou l'insula de Reil.

5° **Anosmie par lésion des nerfs craniens.** — *Paralysie faciale.* — La paralysie faciale gêne l'olfaction par suite du collapsus de l'aile du nez; il devient très difficile de flairer.

En effet, cet acte se compose de deux phénomènes différents :

1° Une série d'inspirations brèves et brusques, qui ont pour résultat d'entraîner avec plus de force les particules odorantes vers la fente olfactive.

2° L'élargissement des narines. Ces orifices peuvent être considérés à l'état de repos comme deux triangles dont le côté interne répond à la cloison nasale, le côté externe à l'aile du nez et la base à la lèvre supérieure. Or, pendant le flairer, la partie antérieure de ce triangle s'élargit par suite de l'écartement de l'aile du nez ; on sait que c'est cette partie antérieure de l'orifice qui joue le plus grand rôle dans l'olfaction (voir page 15). En même temps la direction de l'aile du nez est changée ; elle devient très oblique au lieu d'être presque verticale et dirige ainsi le courant d'air inspiré vers la cloison nasale et la fente olfactive.

Lorsque le releveur de l'aile du nez est paralysé en même temps que les autres muscles innervés par la septième paire, ces divers mouvements ne peuvent avoir lieu, et les brusques inspirations n'ont d'autre résultat que de produire une sorte de collapsus de l'aile du nez qui se rapproche passivement de la cloison et rétrécit la narine. A plus forte raison l'olfaction sera-t-elle gênée dans le cas de diplégie faciale.

Dans tous ces cas, l'olfaction est simplement diminuée; il s'agit d'hyposmie et non d'anosmie absolue.

Névralgie du trijumeau. — La diminution de l'odorat qu'on observe quelquefois dans la névralgie du trijumeau est le résultat de troubles circulatoires ou trophiques. On sait que ce nerf contient des fibres vaso-dilatatrices pour la muqueuse nasale; or, dans la névralgie du trijumeau on observe de la sécheresse, de la tuméfaction, ou de l'hypersécrétion (Notta).

6° **Anosmie dans les névroses.** — Dans l'*hystérie*, on trouve assez fréquemment une diminution unilatérale ou bilatérale de l'odorat ainsi que des perversions remarquables de ce sens, mais l'anosmie est en somme rare, et en tout cas généralement peu durable. Elle coexiste habituellement avec des troubles du goût et de l'ouïe, et demande à être recherchée, car les malades généralement ne s'en plaignent pas. Enfin, dans quelques cas, elle n'est qu'un des éléments d'une hémianesthésie sensitivo-sensorielle; c'est-à-dire que surdité, anosmie, agcustie, amblyopie, anesthésie existent du même côté, avec ou sans hémiplégie. L'anesthésie de la fosse nasale anosmique n'est pas complète; elle intéresse sa paroi externe et son plancher plutôt que la cloison

(Lichtwitz). J'ai indiqué plus haut les caractères qui différencient cette hémianesthésie sensitivo-sensorielle hystérique de l'hémianesthésie sensitivo-sensorielle organique.

Dans l'*épilepsie*, on trouve très souvent une diminution considérable de l'acuité olfactive (1), dans l'intervalle des crises. On sait, d'autre part, que celles-ci sont souvent précédées de sensations subjectives ou d'hyperesthésie de l'odorat. Ottolenghi (2) a également trouvé l'odorat moins développé chez les criminels, principalement chez les femmes.

Dans la *neurasthénie*, Castex a vu coïncider l'anosmie et l'impuissance génitale chez un jeune sujet.

9. — ANOSMIES TOXIQUES.

L'abolition ou la diminution de l'odorat s'observe aussi dans les intoxications : tantôt il s'agit d'intoxication générale, tantôt d'action locale limitée à la muqueuse nasale ; ainsi Fröhlich a vu l'anosmie survenir sous l'influence de la morphine, soit au cours d'un empoisonnement, soit par insufflation directe.

1° Gaz et vapeurs. — Des vapeurs odorantes, des gaz irritants peuvent produire l'anosmie. On cite partout le cas de cet entomologiste observé par Stricker (3) qui, à force de manier l'éther, finit par perdre l'odorat.

Il faut rapprocher des anosmies toxiques celles

(1) Ch. Féré, *Soc. de biol.*, 30 juillet 1892.

(2) Ottolenghi, Giornale della reale Academia di medicina di Torino (*Analysé* in *Union med.*, 5 février 1889).

(3) Stricker, *Virchow's Archiv*, 1868.

qui se produisent dans certaines professions : dans l'intoxication par le sulfure de carbone, chez les ouvriers qui travaillent à la vulcanisation du caoutchouc, on observe une anosmie partielle (Bryce, Ross) ; on observe souvent une diminution très considérable de l'odorat chez les vidangeurs. M. Moure a eu l'extrême obligeance de signaler à mon attention l'anosmie des courtiers en vins et en cognacs, où l'examen rhinoscopique ne décèle l'existence d'aucune modification pathologique de la muqueuse. M. Moure ajoute qu'il a vu quelquefois chez certains de ces malades l'odorat disparaître momentanément pour reparaître après quelques jours de repos, tandis que d'autres fois la perte de l'odorat persiste indéfiniment en dépit de tous les traitements locaux, même l'électrisation.

Cette dernière observation de M. Moure concernant la disparition momentanée de l'anosmie, après quelques jours de repos, est intéressante. On peut, en effet, se demander s'il s'agit uniquement de l'action nocive de l'alcool et des essences, ou si l'épuisement de l'odorat par des impressions olfactives très fortes et souvent répétées n'y est pas aussi pour quelque chose.

L'appareil nerveux de l'olfaction est remarquable par la rapidité avec laquelle il se fatigue et s'épuise sous l'influence d'excitations un peu fortes.

2° **Solutions aqueuses.** — Certaines substances en solution aqueuse, à un degré trop élevé de concentration, sont susceptibles, surtout à la longue, d'entraîner le même inconvénient ; ce fait a une grande importance au point de vue des irrigations nasales, si souvent employées en thérapeutique et qu'on accuse de diminuer ou d'abolir l'odorat. Voici, d'après Zwaardemaker, les degrés de concentration qu'on ne doit pas dépasser :

Chlorure de sodium...........	6 à 7 p. 1000
Bicarbonate de soude..........	15 —
Sulfate de soude........	29 —
Phosphate de soude............	44 —
Sulfate de magnésie...........	44 —

Luis Suné (1) a vu un lavage du nez avec une solution faible de chlorure de zinc provoquer une anosmie qui dura deux mois et fut suivie de cacosmie. Il pense que cette substance, même en solution à 5 p. 1000, doit être bannie de la thérapeutique rhinologique.

3° **Poudres.** — En insufflations, les substances médicamenteuses comme la cocaïne produisent une abolition passagère de l'odorat.

L'anosmie par la *cocaïne* présente les particularités suivantes : elle n'est jamais complète, probablement à cause de la difficulté qu'il y aurait à atteindre toute l'étendue de la muqueuse olfactive; elle porte sur toutes les odeurs également; elle est transitoire, ne dépassant pas quelques quarts d'heure ; enfin, elle est parfois précédée d'une hyperosmie qui ne dure que quelques minutes. Dans un cas de Zwaardemaker, l'acuité avait doublé à la suite d'une insufflation de poudre d'amidon contenant 10 p. 100 de chlorhydrate de cocaïne; Nique a vu cette hyperosmie persister

(1) Luis Suné, *Revista de laringol., otol et rhinol.*, n° 2, août 1892.

dix minutes environ, après avoir reniflé une solution à 10 p. 100. Le phénomène est susceptible de deux interprétations : la vaso-constriction exercée par la cocaïne sur la muqueuse nasale permet un accès plus facile vers la muqueuse olfactive de l'air ou des particules odorantes ; il ne faut pas oublier, en effet, que le diamètre de la fente olfactive est seulement de deux millimètres à l'état normal, et que le bord du cornet moyen, qui la limite en dehors, a son épithélium doublé d'un tissu érectile dont la rétraction peut élargir notablement la fente. D'autre part, il n'est pas impossible que la cocaïne elle-même produise de l'hyperesthésie par action directe sur la muqueuse olfactive ; le fait a été démontré par Fröhlich pour la strychnine, alcaloïde dont l'action physiologique par plus d'un point se rapproche beaucoup de celle de la cocaïne (1). En tout cas, cette action n'est qu'accessoire ; l'action vaso-constrictive doit être beaucoup plus importante.

On sait depuis Bichat que les *sels de mercure* sont excessivement nuisibles à la muqueuse olfactive. Le tannate de mercure, le sozoïodolate de mercure, le calomel, bien que non irritants, peuvent produire, insufflés dans les fosses nasales, une anosmie toxique, ainsi que l'a démontré Reuter (2), par ses expériences. Le *tannate de mercure*, insoluble dans l'eau, insufflé dans le nez, ne produit qu'une légère brûlure et une faible hypersécré-

(1) Il ne faut pas oublier cependant que la strychnine est aussi un vaso-constricteur.

(2) Reuter, Neuritis olfactoria (*Arch. für Laryngologie*, t. IX, fasc. 2).

tion; mais l'odorat est très fortement influencé : en insufflant dans le nez 3 centigrammes de tannate de mercure incorporé à une quantité double de talc, on voit l'odorat décroître au bout de quelques minutes, dans des proportions énormes, l'acuité olfactive est réduite au $\frac{1}{100^e}$, au $\frac{1}{1\,000^e}$, ou plus de sa valeur normale, et cette anosmie persiste pendant des heures ou une journée, alors que l'irritation locale, d'ailleurs légère, ne dure que quelques minutes.

Le *sozoïodolate*, très peu soluble dans l'eau, mais facilement soluble dans l'eau salée, est un peu caustique et produit une diminution énorme de l'odorat, réduit à moins de $\frac{1}{12\,000}$. Celle-ci ne peut être imputable à l'hypersécrétion de mucus, car elle persiste malgré le mouchage, et d'ailleurs, on sait que la strychnine augmente l'acuité olfactive, bien qu'elle provoque de l'hypersécrétion. Elle est bien due au mercure et non au sozoïodol, car le sozoïodolate de soude, appliqué dans les mêmes conditions, affecte à peine l'olfaction.

Enfin, le *calomel*, d'ailleurs insoluble, produit avec une minime sensation de chaleur un abaissement de l'odorat à $\frac{1}{100}$ ou $\frac{1}{200}$ qui commence au bout de 5 minutes et ne dure que quelques heures.

Reuter conclut de ses expériences que les préparations mercurielles administrées *localement* sont nuisibles pour l'odorat. Il y a évidemment lieu d'en proscrire l'emploi thérapeutique, et il vaut mieux les remplacer par d'autres antiseptiques.

4° **Rôle de l'intoxication générale.** — Dans ces différents cas, il s'agit bien d'une action purement locale : en effet, il n'y a aucun signe d'intoxication générale et l'anosmie se borne à la fosse nasale dans laquelle on a introduit le toxique : elle reste unilatérale.

Dans des conditions plus exceptionnelles, l'anosmie résulte d'une intoxication générale ; le toxique est apporté par la circulation (soit aux cellules de la muqueuse olfactive, soit aux centres nerveux. C'est le cas dans l'intoxication par la morphine (Fröhlich) (1), dans le tabagisme chronique et même dans le tabagisme aigu ; au contraire, l'application locale de morphine ne produit pas l'anosmie ; elle n'influence que légèrement les terminaisons du trijumeau. Féréol cite l'observation d'une dame qui, se servant pour ses cheveux d'une teinture à base de plomb, perdit le goût et l'odorat et mourut d'encéphalopathie saturnine.

D'après Zwaardemaker, l'hyposmie est habituelle chez les fumeurs, et peut être évaluée en moyenne à $\frac{2}{5}$. Plus prononcée, elle coexiste souvent avec des lésions visibles de la muqueuse, de la pharyngite atrophique ou hyperémique. Enfin, on voit parfois une hyposmie prononcée chez les priseurs ; on sait combien est fréquent chez eux le catarrhe naso-pharyngien, et on comprend qu'il puisse se propager peu à peu à la zone olfactive.

Existe-t-il des lésions propres des nerfs olfactifs, imputables à l'intoxication tabagique géné-

(1) FRÖHLICH, *C. R. de l'Acad. des sciences de Vienne*, t. VI.

rale? C'est possible; en tout cas, Reuter examinant l'odorat des malades atteints d'amblyopie nicotinique, l'a trouvé simplement émoussé et non aboli.

L'usage interne prolongé des iodures à haute dose, surtout de l'iodure de potassium, peut amener des troubles de l'odorat. Grazzi (1) a observé un cas où l'iodure à petite dose, continué pendant deux à trois semaines, amena d'abord de la cacosmie, surtout pour le vin et quelques aliments, et une diminution de l'odorat.

En résumé, un certain nombre de substances toxiques troublent profondément l'olfaction. Quelquefois, il s'agit d'une intoxication générale qui a le courant sanguin pour intermédiaire; beaucoup plus souvent, il y a action directe sur la muqueuse olfactive; cela tient à la vulnérabilité de l'épithélium sensoriel exposé par sa situation superficielle aux influences nocives et directement impressionné par la substance toxique déposée à sa surface.

Enfin, certaines substances, comme l'atropine, gênent l'olfaction par la diminution des sécrétions nasales et la sécheresse de la muqueuse qui en résulte.

10. — ANOSMIE DANS LES MALADIES INFECTIEUSES.

1° Influence de la fièvre. — L'influence seule de la fièvre suffit pour diminuer l'olfaction qui revient à la normale, après cessation de la

(1) Grazzi, Sulla fisiopatologia dei nervi olfattivi (*Rapport au 4e congrès de la Société italienne de laryngologie, octobre 1899*, p.67).

pyrexie (1). Assurément, cela peut s'expliquer par la modification que l'état fébrile imprime à la sécrétion nasale; elle est moins abondante, la muqueuse est plus sèche, et les terminaisons sensorielles se trouvent dans des conditions physiques moins favorables pour remplir leurs fonctions. Mais il faut aussi tenir compte de l'influence directe de l'auto-intoxication du système nerveux, et chacun sait que les manifestations en sont multiples, notamment du côté des autres organes des sens (amblyopie, bourdonnements d'oreilles, goût perverti, hyperesthésie ou hypoesthésie, etc.).

L'anosmie persistante ne s'observe guère que lorsque les maladies infectieuses se sont accompagnées de manifestations nasales; c'est le cas pour la grippe, la diphtérie, la syphilis.

2° **Grippe.** — L'anosmie grippale est passablement fréquente. Je laisse de côté les cas où elle n'est que transitoire, due au gonflement de la muqueuse et à l'occlusion de la fente olfactive par le cornet moyen tuméfié, comme dans un simple coryza. Je n'ai en vue que l'anosmie définitive, ou tout au moins persistante : après une première période où il y a de l'enchifrènement et une deuxième caractérisée par une sécrétion nasale muco-purulente excessivement abondante, lorsque ces symptômes s'atténuent, on constate que l'odorat a disparu. Sans doute, le catarrhe intense de la muqueuse nasale s'est propagé jusqu'à la région olfactive et a amené la destruction des cellules de Schultze qu'elle contient, d'où impossibilité de toute régénération : les neurones

(1) Ludwika Goldzweig, *Revue hebdomadair de laryngologie*, 1896 (citée par Grazzi).

olfactifs ainsi atteints sont irrémédiablement perdus. Tantôt l'examen rhinoscopique ne montre rien d'anormal, tantôt on constate un gonflement du cornet moyen, ou un vestige de sécrétion mucopurulente limitée à la fente olfactive.

L'anosmie grippale peut être définitive ; d'autres fois, elle disparaît après quelques semaines ; il n'est pas rare d'observer diverses variétés de parosmie et la persistance des impressions olfactives.

3° **Diphtérie.** — L'anosmie de la diphtérie reconnaît la même cause : le plus souvent la lésion qui a entraîné la destruction des cellules de Schultze a disparu sans laisser de traces; d'autres fois, on constate encore les vestiges de cette inflammation locale : ainsi, dans un cas de Zwaardemaker, la rhinoscopie antérieure montrait une grande quantité de mucus à l'entrée de la fente olfactive. Je crois avec lui que l'anosmie qui succède à la diphtérie ou à d'autres coryzas infectieux survenant dans la première enfance en impose souvent pour une anosmie congénitale, à cause de l'absence habituelle de lésions constatables à la rhinoscopie.

4° **Syphilis.** — L'anosmie de la syphilis relevait, dans quelques cas bien étudiés, de lésions nasales telles que des gommes (Felici) ou des ulcérations avec ou sans séquestre de la région ethmoïdale. On l'a vue céder le plus souvent au traitement ioduré.

Escat (1) pense, qu'à côté des cas de ce genre il y a vraisemblablement lieu d'admettre une

(1) Escat, *Bulletins et mémoires de la Soc. française de laryngologie*, 1899, p. 131.

anosmie par névrite spécifique. On ne voit pas pourquoi les lésions tertiaires de la base du crâne, qui intéressent facilement les autres nerfs crâniens, les nerfs optiques par exemple, respecteraient les bandelettes ou les filets des nerfs olfactifs ; au contraire leur ténuité, leur état de division extrême les rend plus accessibles à l'influence nocive des lésions méningées scléro-gommeuses.

Dans trois cas où la syphilis était avouée par les malades ou rendue certaine par des stigmates, Escat a constaté une anosmie sans lésion nasale visible; or, dans un de ces cas, l'anosmie avait précédé de trois ans la céphalalgie nocturne et de quatre ans une névrite optique, alors irrémédiable: il semblerait donc que l'anosmie chez les syphilitiques doive être prise en considération comme pouvant relever d'une névrite spécifique et même, dans certains cas, comme signe avant-coureur d'une névrite optique ou de complications cérébrales graves.

En résumé, les maladies infectieuses produisent l'anosmie par les lésions de la muqueuse nasale qu'elles déterminent. Cette très simple hypothèse est rendue vraisemblable par cette constatation que les affections qui s'accompagnent d'un coryza intense, la grippe avant toutes, sont précisément celles qui se compliquent d'anosmie. Il peut s'agir dans quelques cas d'une névrite infectieuse ou toxique, mais c'est là l'exception et non la règle. L'hypothèse d'une névrite toxique est assez séduisante pour ce qui concerne la diphtérie, maladie infectieuse accompagnée d'une intoxication générale de l'organisme, mais la fréquence du coryza diphtérique réduit beaucoup la valeur de cette ingénieuse interprétation.

11. — ANOSMIE DANS LES MALADIES DE LA NUTRITION.

Il est fort remarquable qu'on n'observe pas l'anosmie après les hémorragies ou les maladies cachectisantes (Reuter), qui sembleraient devoir compromettre la nutrition de la région olfactive.

Dans le *diabète*, on a vu quelquefois de la diminution de l'odorat [Leudet, Nique (1)] : dans le cas de ce dernier auteur, elle coïncidait avec une névralgie faciale datant de trois ans et s'accompagnait de sclérose de l'oreille. Vu la fréquence des névrites chez les diabétiques, on peut se demander si les filets des nerfs olfactifs ou du nerf nasal ne sont pas ici primitivement atteints.

Chez les *arthritiques*, l'anosmie a été signalée sans qu'on puisse la rattacher à une cause précise : on l'a vue céder au traitement par l'ichtyol (Ghislany-Durant).

VII. — CLASSIFICATION PATHOGÉNIQUE DES ANOSMIES.

Il est maintenant possible de grouper les faits énumérés plus haut et de préciser les principaux mécanismes de l'anosmie, de même que nous avons résumé en un chapitre les principales conditions normales de l'olfaction.

Zwaardemaker divise l'anosmie en respiratoire,

(1) Nique, Thèse de Lyon, 1897, p. 73.

gustative, essentielle et de cause intra-cranienne.

Reuter (1), auquel nous devons de très intéressantes études sur l'anosmie, adopte une classification assez voisine. Je préfère grouper les anosmies de la façon suivante :

1° Anosmie de cause mécanique, par obstacle à l'apport des particules odorantes ;

2° Anosmie par lésion de la muqueuse olfactive ;

3° Anosmie d'origine nerveuse.

Chacun de ces trois grands groupes est susceptible de subdivision.

1° Anosmie de cause mécanique. — L'anosmie de cause mécanique comprend :

a. *L'anosmie respiratoire proprement dite*, qui résulte d'un défaut de la perméabilité des fosses nasales. (Exemple : polypes du nez, hypertrophie des cornets inférieurs, etc.)

b. *L'anosmie par direction défectueuse de l'air inspiré.* (Exemple : ablation ou destruction de l'auvent nasal.)

c. *L'anosmie par oblitération de la fente olfactive*, la perméabilité nasale restant intacte. (Exemple : tuméfaction du cornet moyen, déviation de la cloison nasale dans sa partie supérieure.)

d. *L'anosmie gustative de Zwaardemaker*, due à un obstacle du côté des choanes, à des végétations adénoïdes du pharynx nasal, ou à des adhérences vélo-pharyngiennes.

2° Anosmie par lésion de la muqueuse olfactive. — L'anosmie par lésion de la muqueuse

(1) Reuter, *Allg. Wiener med. Zeit.*, 1894.

olfactive se définit d'elle-même. C'est celle de l'ozène, ou encore celle qui succède à la grippe ou aux coryzas intenses. Dans quelques cas, il n'y a qu'une sécheresse de la muqueuse olfactive due à la sécrétion défectueuse du mucus.

3° **Anosmie d'origine nerveuse.** — L'anosmie d'origine nerveuse est organique ou fonctionnelle :

a. *Organique*, elle comprend les lésions des nerfs olfactifs, des bulbes et des bandelettes (compression le plus souvent) et les lésions des centres.

b. *Fonctionnelle*, elle comprend l'anosmie hystérique et l'anosmie par inhibition qui n'en est peut-être qu'une variété dans quelques cas. (Exemple : anosmie après opération intra-nasale.)

C'est ce que je résume sans prétention dans le tableau synoptique suivant, en faisant remarquer que certaines variétés d'anosmie décrites au chapitre étiologique rentrent à la fois dans plusieurs de ces groupes pathogéniques :

1° Anosmie mécanique.......		Respiratoire.
		Par orientation défectueuse de l'air inspiré.
		Par oblitération de la fente olfactive.
		Gustative.
2° Anosmie par lésion de la muqueuse olfactive.		
3° Anosmie d'origine nerveuse..	1° Organique...	Compression des nerfs olfactifs, des bulbes, des bandelettes.
		Lésions centrales.
	2° Fonctionnelle.	Hystérique.
		Par inhibition.

De tous les organes des sens, l'organe de l'olfaction est certainement celui dont l'appareil nerveux est le plus mal protégé contre les influences extérieures nocives : la rétine est profondément située derrière les milieux réfringents de l'œil, abritée contre un excès de lumière par les paupières et le diaphragme irien; le labyrinthe est enfoui dans le massif osseux du rocher; les cellules gustatives sont dissimulées dans les sillons des bourgeons du goût ; les corpuscules du tact dans les papilles dermiques. Tout au contraire, la cellule olfactive, située dans la muqueuse nasale, entre pour ainsi dire en contact direct avec l'air extérieur. De plus, les inflammations si fréquentes de la muqueuse nasale finissent par atteindre la région olfactive où elles déterminent la destruction des éléments sensoriels, ou bien, par la tuméfaction qu'elles produisent, gênent l'apport des particules odorantes. Enfin, circonstance particulièrement défavorable, la muqueuse olfactive ne contient pas les extrêmes terminaisons des fibres nerveuses, elle contient les cellules nerveuses elles-mêmes, origine des nerfs olfactifs : leur destruction est donc irréparable et l'anosmie qui en résulte définitive, à moins qu'une ébauche de suppléance ne s'exerce par les cellules qu'a respectées le processus destructif.

VIII. — HYPEROSMIE ET PAROSMIE. NÉVROSES DE L'ODORAT.

1. — HYPEROSMIE.

L'hyperosmie est l'exaltation de la sensibilité olfactive; les sujets qui en sont atteints perçoivent des odeurs assez faibles pour ne pas impressionner l'odorat des autres personnes.

D'autres fois des odeurs très faibles qui sont agréables ou indifférentes aux autres personnes leur sont très désagréables et provoquent même des accidents nerveux ou digestifs : céphalée, migraine, nausées, vomissements, etc. Le plus souvent il s'agit de sujets nerveux, hystériques ou même aliénés. L'hyperosmie existe aussi pendant la grossesse et disparaît peu après l'accouchement.

2. — PAROSMIE.

La parosmie est la perversion de l'odorat. Elle consiste dans des sensations erronées fournies par le sens de l'odorat.

Ainsi les malades atteints de parosmie disent sentir des odeurs repoussantes, odeur de fumée, odeurs sulfureuses, odeur de putréfaction ; exceptionnellement ils accusent des odeurs agréables. Aussi, dans la généralité des cas, ce trouble mérite-t-il le nom de *cacosmie*. C'est une sorte d'hallucination de l'odorat. Avant de porter ce diagnostic, il faut toujours s'assurer qu'il n'existe pas dans les fosses nasales une source d'odeur fétide qui serait réellement perçue par le malade, corps étranger avec suppuration, séquestre, sinusite, etc. ; il faut sentir l'air expiré par le malade et procéder à un examen attentif des voies respiratoires dans toute leur étendue. Cet examen doit même être répété, car la mauvaise odeur produite par les lésions peut être très variable d'un jour à l'autre. L'examen donne-t-il un résultat positif, ce genre de parosmie s'appelle *cacosmie objective* ; on désigne sous le nom de *cacosmie subjective* les cas où le malade accuse une mauvaise odeur qui n'existe pas. Seule la cacosmie *subjective* rentre dans le cadre de la parosmie.

Une autre forme de parosmie consiste en ce que les malades perçoivent, mais seulement lorsqu'ils sentent une substance odorante, une odeur différente de celle que répand ce corps et généralement désagréable. Elle consiste alors non en hallucinations comme la précédente, mais en renseignements *inexacts* fournis par l'odorat : ainsi chez une malade de Castex, une bonne odeur provoquait l'impression d'oignon, tandis qu'une odeur désagréable était sentie comme de la vanille.

Parfois la parosmie coïncide avec l'hyperosmie : un de mes malades prétendait sentir mauvais et se plaignait que lorsqu'il avait séjourné même peu de temps dans un café, ses vêtements exhalaient pendant plusieurs jours une odeur très forte et désagréable que je n'ai jamais pu mettre en évidence. D'autres fois, la parosmie coïncide plutôt avec de l'anosmie : il est assez fréquent de la voir survenir chez les anosmiques en voie d'amélioration ; au moment où les sensations reviennent, ils confondent les odeurs (*isosmie*). L'un d'eux m'écrivait que l'odeur du poisson, même frais, lui était à ce moment très désagréable.

La parosmie ne reconnaît pas des conditions étiologiques aussi variées que l'anosmie : elle est le plus souvent d'origine nerveuse. Les tumeurs cérébrales, carcinomes, gliomes, tubercules, gommes, excitant les nerfs ou les centres olfactifs peuvent la provoquer. Elle se montre assez fréquemment chez les épileptiques et les aliénés

(Ruault) (1); on l'observe dans le tabes, chez les neurasthéniques, chez les hystériques.

Pendant la grossesse, l'allaitement, ou à l'époque de la ménopause, on voit souvent se produire de la parosmie ou de l'hyperosmie transitoires, surtout pour certaines odeurs.

La parosmie peut survenir, en dehors de toute tare névropathique, chez des sujets absolument normaux et sans lésions des fosses nasales. Charazac l'a vue survenir brusquement, accompagnée d'anosmie, après l'immersion de la tête dans l'eau froide. Tantôt l'examen rhinoscopique est négatif, tantôt il montre de l'hyperémie de la muqueuse nasale. Ces troubles d'origine sexuelle guérissent d'ordinaire assez facilement, soit par l'application locale de cocaïne, soit par le traitement des organes génitaux.

Dans un cas de Noquet, elle paraissait relever d'une lésion nasale, l'hypertrophie des deux cornets moyens qui touchaient la cloison sur une grande étendue : la réduction au galvanocautère de la muqueuse hypertrophiée fit disparaître la parosmie d'une façon définitive.

D'après Lennox-Browne, elle peut être une conséquence du saturnisme.

Huit minutes après l'ingestion d'un gramme d'antifébrine, d'ailleurs dépourvue d'odeur, Hilbert (2) a observé une diminution de la pression sanguine et une sensation olfactive particulière, rappelant celle de la cannelle et disparaissant après

(1) Ruault, Traité de médecine de Charcot et Bouchard.

(2) Hilbert, Ueber Geruchsempfindungen welche durch den innerlichen Gebrauch gewisser chemischen Körper erregt werden. *Memorabilien*, 1899, p. 3.

une demi-heure environ. Questionnées à ce sujet, d'autres personnes disent l'avoir éprouvée ; cette sensation s'est quelquefois fait attendre une demi-heure.

L'antipyrine se comporte parfois de la même façon, mais donne une sensation plus faible que l'antifébrine. Il s'agit probablement d'une action sur les centres olfactifs.

Chez les *épileptiques*, abstraction faite de l'hyposmie qui a été constatée dans l'intervalle des crises (Féré), il existe souvent une aura olfactive, et presque toujours ces sensations olfactives, accompagnées ou non de sensations gustatives, sont désagréables, « odeur sulfureuse, odeur de viande pourrie, ou bien sensation spéciale, étrange, que le malade ne peut définir ».

Les troubles de l'odorat doivent exister chez les *aliénés* si l'on en juge par la fréquence des troubles du goût, étant données les relations qui existent entre ces deux sens. On connaît bien les hallucinations de l'odorat chez les aliénés.

3. — OLFACTION COLORÉE.

L'*olfaction colorée* consiste dans la perception de couleurs provoquée par les substances odorantes.

Suarez de Mendoza a réuni une vingtaine de cas dans lesquels la perception des couleurs était amenée par des sensations olfactives ou gustatives.

Halbert a rapporté le fait d'une jeune fille, non hystérique, non nerveuse, qui par des excitations olfactives diverses éprouvait des sensations colorées, se présentant en général sous les diverses teintes du brun.

Je laisse de côté deux cas de Gradenigo où les sensations colorées provenaient des fosses nasales, mais sous l'influence d'une excitation tactile et non olfactive.

4. — ACCIDENTS PROVOQUÉS PAR DES ODEURS.

Joal (1) a réuni un certain nombre de cas où divers accidents nerveux étaient provoqués par des parfums : migraines, vertiges, nausées, vomissements, syncopes, palpitations, convulsions, crises épileptiques, accès d'asthme. Il a montré en outre que l'action des odeurs produit parfois des congestions nasales, laryngées ou bronchiques, des spasmes ou des paralysies des muscles glottiques. Dans trois cas (2) il a pu observer des hémorragies nasales dues à l'influence des odeurs, et il a pu les provoquer à volonté en faisant respirer ces odeurs sous ses yeux ; l'épistaxis est précédée d'éternûments et d'un gonflement du tissu érectile de la muqueuse nasale, aussi faut-il vraisemblablement lui assigner une origine vaso-motrice ; la vaso-dilatation de la muqueuse nasale se produirait très facilement chez les sujets soumis à la diathèse neuro-arthritique. Dans un cas le saignement de nez amenait un véritable soulagement, car il terminait l'accès d'éternûment, de rhinorrhée et de larmoiement causé par les substances

(1) Joal, *Revue de laryngologie*, 1895.

(2) Joal, Épistaxis dues aux odeurs (*Bulletins et mémoires de la Soc. française de laryngologie, d'otologie et de rhinologie*, 1897, p. 382).

odorantes. L'épistaxis a pu être évitée par la pulvérisation locale d'une solution de cocaïne. En même temps que ses observations, Joal cite plusieurs faits analogues et rapporte, d'après Chardin et Tavernier, que lorsque les chasseurs, aux Indes ou en Perse, « enlèvent sur le chevrotin la poche qui renferme le musc, il faut qu'ils aient le nez et la bouche bien fermés par un linge plié en plusieurs doubles, faute de quoi ils éprouvent de violentes hémorragies nasales ».

Enfin certains auteurs, Cloquet entre autres, ont vu se développer de l'*urticaire* sous l'influence des odeurs, notamment celle de la graine de lin, et Joal (1) a publié trois observations où « l'urticaire et les phénomènes dyspnéiques étaient amenés soit par les essences de menthe, d'angélique, de badiane, de mélisse, soit par l'iodoforme, le sulfure de carbone, soit par la rose, le lilas, la jacinthe ». Il s'agissait, dans les trois cas, de gens à tempérament nerveux ou de souche neuro-arthritique ; dans le premier cas il a pu reproduire expérimentalement l'éruption cutanée en faisant respirer diverses essences aromatiques.

Cette *urticaire olfactive* est parfois associée à l'asthme ou à la fièvre des foins. Des faits analogues ont été observés par Réthi, par Schnitzler : ils démontrent que sous l'influence d'une excitation olfactive des phénomènes vaso-moteurs peuvent se montrer aussi bien du côté de la peau que du côté de la muqueuse bronchique ou nasale ; ils cèdent d'ailleurs au traitement local dans un certain nombre de cas.

(1) Joal, Urticaire et odeurs (*Bulletins et mémoires de la Soc. française d'otologie, de laryngologie et de rhinologie*, 1899).

A côté de ces faits, il faut faire place à ceux où des désordres psychiques peuvent donner le change et faire croire à une action olfactive, par exemple, le coryza ou l'asthme provoqués chez une femme nerveuse par la vue d'une rose artificielle.

Je cite seulement pour mémoire les cas singuliers où la perte de la vue, une ophtalmie grave et même la mort ont été attribuées aux émanations odorantes des fleurs.

IX. — TRAITEMENT.

1. — TRAITEMENT DE L'ANOSMIE.

Chaque variété d'anosmie réclame une thérapeutique. Ce n'est pas l'anosmie qu'on traite, mais sa cause; aussi le traitement de l'anosmie dépend-il beaucoup d'un diagnostic précis.

Toutes les fois qu'il s'agit d'une *anosmie mécanique*, résultant d'un obstacle au passage de l'air inspiré, c'est à cet obstacle qu'il faut d'abord s'attaquer : traitement des déviations de la cloison ou des hypertrophies des cornets, ablation des polypes, etc. L'anosmie intermittente due à la tuméfaction du tissu érectile est justiciable de la galvanocaustie qui en amène la rétraction.

En cas d'absence de l'auvent nasal, la rhinoplastie ou l'application d'une pièce artificielle sont indiquées.

L'atrésie des narines, les adhérences du voile à la partie postérieure du pharynx, l'obstruction des choanes quelle que soit sa cause, nécessitent un traitement spécial.

Dans ces différents cas d'*anosmie dite respiratoire*, l'indication opératoire est facile à poser; l'exécution seule peut présenter des difficultés.

Dans les *anosmies toxiques*, on obtient souvent de bons résultats en supprimant la cause, telle que le tabac, l'alcool ou l'éther fréquemment respirés, et diverses vapeurs toxiques. L'odorat émoussé reprend peu à peu son énergie; parfois cependant, il y a des lésions définitives.

Les autres variétés d'anosmie réservent souvent de désagréables surprises au médecin. Ainsi en présence d'une dégénérescence polypoïde du cornet moyen, il est tout indiqué d'enlever à l'anse ces polypes. Malgré leur ablation, l'anosmie persiste dans beaucoup de cas : c'est que les altérations de la muqueuse n'étaient pas limitées à la fente olfactive, mais intéressaient aussi la région olfactive elle-même. Cette région est à peu près inaccessible à nos moyens d'investigation, nous ne pouvons apprécier son état de sécheresse, de vascularisation, etc., nous n'en jugeons que par à peu près et d'après l'état du reste de la pituitaire accessible au regard. Ce n'est donc pas sans quelque raison que les auteurs désignent sous le nom d'anosmie essentielle, celle qui tient à la lésion de la muqueuse olfactive, et son traitement se ressent de ces incertitudes. Une autre condition défavorable au traitement réside dans la disposition anatomique de l'appareil sensoriel, dont j'ai déjà parlé à plusieurs reprises : la muqueuse olfactive ne renferme pas des terminaisons nerveuses, mais les cellules olfactives elles-mêmes, et on conçoit ainsi que leur lésion soit souvent irrémédiable : il n'y a pas de réparation possible, puisque le corps cellulaire du neurone est disparu. Ce fait domine le pronostic et le traitement de beaucoup d'anosmies, mais il n'implique pas forcément, en général, leur incurabilité, car on conçoit qu'il puisse y avoir des éléments lésés, non détruits, et, d'autre part, il importe d'utiliser les éléments restés sains et de réveiller ou d'augmenter leur excitabilité. Aussi, en dehors d'indications spéciales, telles que l'iodure lorsqu'on soupçonne la syphilis, la quinine dans certains cas d'anosmie intermittente (Maurice Raynaud), le rôle du médecin consiste à modifier la muqueuse dans sa vascularisation et sa nutrition et à réveiller l'excitabilité des éléments nerveux, par l'électricité, le massage, la strychnine, etc.

Irrigations chaudes. — Chaque jour, on pratiquera une large irrigation chaude des fosses nasales, au moyen du siphon de Weber, avec de l'eau salée bouillie. Ces irrigations seront faites aussi chaudes que le malade pourra les supporter : on compte évidemment, par ce moyen, modifier l'état de la muqueuse à cause de l'active vaso-dilatation qu'il produit.

Massage. — Le massage vibratoire, avec un moteur électrique, de façon à produire des vibrations excessivement nombreuses, est indiqué dans tous les cas où l'anosmie s'accompagne de modifications de la muqueuse nasale, et notamment dans l'ozène. On se sert d'une tige métallique recouverte d'ouate aseptique à son extrémité, et qu'on promène après cocaïnisation préalable sur les cornets du nez et notamment sur le cornet moyen, plus rapproché de la région olfactive. Ces vibrations excessivement rapides (une vingtaine par seconde) modifient puissamment la nutrition de la muqueuse.

Strychnine. — La strychnine est employée, soit en injections hypodermiques qu'on pratique le plus près possible de la racine du nez, soit sous forme de poudre au $\frac{1}{100}$ incorporée au sucre de lait ou au sous-nitrate de bismuth, par exemple :

Sulfate de strychnine...	10 centigrammes.
Sous-nitrate de bismuth.	10 grammes.

Électrisation. — La franklinisation avec la machine statique et la faradisation sont pratiquées à la racine du nez : on recommande un courant induit à intermittences éloignées, beaucoup moins désagréable à supporter. Ces moyens réussissent assez souvent dans l'anosmie hystérique.

La galvanisation est extra-nasale ou intranasale.

Extra-nasale, elle se pratique en appliquant un pôle sur la racine du nez, et l'autre à la nuque, de façon que le courant passe entre les nerfs olfactifs, les bulbes olfactifs, les bandelettes et la base du cerveau.

Pour la galvanisation intra-nasale, on procède de la manière suivante (Luc) : une électrode (charbon) est appliquée sur la racine du nez; l'autre piriforme, métallique, recouverte d'ouate, est introduite dans une fosse nasale et enfoncée le plus haut possible. On fait passer un courant de 3 milliampères. Il importe de fermer et d'ouvrir le circuit sans secousse, aussi l'usage d'un rhéostat est-il indispensable. On fait une séance tous les deux jours de dix minutes de durée environ.

Acide carbonique. — Dans deux cas où l'anosmie avec perte du goût datait de plusieurs mois, et où la strychnine avait été employée sans succès, Joal obtint une guérison complète par des douches d'acide carbonique. On ne sait si ce traitement agit en modifiant la muqueuse, ou bien s'il s'adresse uniquement à l'excitabilité des éléments nerveux.

Tous ces moyens ne sont pas seulement utiles dans le cas d'anosmie dite essentielle : ils sont à recommander en tant que moyens adjuvants au traitement chirurgical dans l'anosmie respiratoire.

Du traitement préventif de l'anosmie, il y a peu de chose à dire, si ce n'est qu'il faut limiter l'abus du tabac, des vapeurs irritantes et surtout des irrigations nasales : on évitera pour cet usage les solutions trop concentrées (Voy. chap. VI), et on fera bien de rejeter celles à base d'alun, de chlorure de zinc et de sels mercuriels.

2. — TRAITEMENT DE L'HYPEROSMIE ET DE LA PAROSMIE.

Le traitement de l'hyperosmie et des accidents qui l'accompagnent quelquefois consiste à modifier l'excitabilité de la muqueuse, en pulvérisant une solution de cocaïne à $\frac{1}{100}$ dans la direction de la fente olfactive. Les solutions d'alun diminuent aussi la sensibilité olfactive. Il faut aussi songer à modifier l'excitabilité anormale du système nerveux central par le bromure de potassium, par la valériane, par l'hydrothérapie.

Ces considérations sont valables pour le traitement de la parosmie. Mais il faut surtout se préoccuper de remonter à sa cause. Dans les cas, les plus nombreux, où elle relève d'une affection nerveuse ou mentale, c'est cette affection qu'il faut soigner. Lorsqu'elle coexiste avec l'hyposmie, il y a indication à donner à priser de la strychnine comme dans l'anosmie.

Dans tous les cas, il y a intérêt à modifier l'excitabilité de la muqueuse par l'électricité, le massage vibratoire, les douches d'acide carbonique, etc., et celle du système nerveux par les bromures et l'hydrothérapie.

Parfois, une simple cautérisation nasale suffit pour amener de bons résultats, soit par suggestion, soit en modifiant l'excitabilité de l'appareil olfactif. Baumgarten (1) a observé deux cas d'hyposmie dans lesquels ce trouble céda à la galvanocaustie des cornets inférieurs hypertrophiés.

Lermoyez (2) conseille, en outre, de chercher à dissimuler la mauvaise odeur par des irrigations nasales avec de l'eau aromatisée à la teinture

(1) BAUMGARTEN, Einige Fälle von Störungen des Geschmacks und des Geruchs (*Pester med. Presse*, n° 9, 1889).

(2) LERMOYEZ, Thérapeutique des maladies des fosses nasales, des sinus de la face et du pharynx nasal, 1896, t. II, p. 62.

de benjoin ou d'eucalyptus, de l'eau thymolée à $\frac{1}{10000}$, des pulvérisations intra-nasales de vaseline parfumée à l'essence de géranium, par des prises au menthol ou à la racine d'iris.

TABLE DES MATIÈRES

9122-03. — Corbeil. Imprimerie Éd. Crété.

www.ingramcontent.com/pod-product-compliance
Ingram Content Group UK Ltd.
Pitfield, Milton Keynes, MK11 3LW, UK
UKHW012050240726
13965UKWH00003B/1191

9 782012 982598